Te $_{62}^{55}$

T.2000.
0. x.h. b.

DE LA

RÉGÉNÉRATION

DES PARTIES MOLLÉS

DU CORPS HUMAIN.

OUVRAGES DU MÊME AUTEUR.

❀

1o Considérations Physiologiques et Pathologiques sur le CAL. — Montpellier, 1817, in-4o (Thèse Doctorale).

2o Considérations sur les FAUSSES-ARTICULATIONS. — Paris, 1819, in-8o, fig.

3o ANEURISMA *quomodò fiat? Quænam sint ejus curationes?* — Monspelii, 1325, in-4o (Thèse de CONCOURS POUR L'AGRÉGATION).

4o Notice Historique, Bibliographique et Critique sur RABELAIS. — Montpellier, 1827, in-8o, portr.

5o Notice Historique, Bibliographique et Critique sur SCHYRON. — Montpellier, 1827, in-8o, portr.

6o Observations et Réflexions sur les AFFECTIONS VERMINEUSES. — Montpellier, 1827, in-8o.

7o Observations et Réflexions sur des VERS ENGENDRÉS DANS NOS TISSUS. — Montpellier, 1828, in-8o.

8o Idée d'un COURS DE PHYSIOLOGIE appliquée à la Pathologie. — Montpellier, 1829, de xij et 235 pages, in-8o.

9o ARISTOTE ET PLINE. Fragments pour servir à l'Histoire de la Faculté de Médecine de Montpellier. — Montpellier, 1832, grand in-8o, fig.

10o Mémoire sur la DIATHÈSE OSSEUSE, en général, et la THÉORIE DE L'ANKYLOSE VRAIE DES AUTEURS, en particulier.— Montpellier, 1834, in-8o; de ix et 127 pages in-8o, avec trois planches lithographiées, in-4o.

11o Coup-d'œil sur l'ENSEMBLE SYSTÉMATIQUE DE LA MÉDECINE-JUDICIAIRE, considérée dans ses rapports avec la MÉDECINE-POLITIQUE. — Montpellier, 27 Décembre 1834; de xj et 133 pages in-8o (Question de CONCOURS DE MÉDECINE LÉGALE).

12o Des Caractères et des Conditions de la VIABILITÉ. — Montpellier, 1835; de viij et 90 pages in-8o (Thèse de CONCOURS DE MÉDECINE-LÉGALE).

13o Cours d'*Histoire de la Médecine et de Bibliographie Médicale*, fait dans la Faculté de Médecine de Montpellier, en 1836. — Montpellier et Paris, 1837, in-8o de xlij et 400 pages.

14o Discours sur les Avantages de l'HISTOIRE DE LA MÉDECINE, prononcé le 20 avril 1837. — Montp. 1837, in-8o, de 47 pages.

15o Eloge de CELSE, prononcé le 19 Avril 1838. — Montp. 1838, in-8o, de 71 pages, avec portr.

16o Du MAGNÉTISME et du SOMNAMBULISME ARTIFICIEL. — Montpellier et Paris, 1840, in-8o de 37 pages.

MONTPELLIER, IMPRIMERIE DE J. MARTEL AÎNÉ.

CONSIDÉRATIONS GÉNÉRALES

SUR

LA RÉGÉNÉRATION

DES PARTIES MOLLES

DU CORPS HUMAIN,

PAR H. KÜHNHOLTZ,

BIBLIOTHÉCAIRE ET PROFESSEUR-AGRÉGÉ DE LA FACULTÉ DE MÉDECINE DE MONTPELLIER ;
MEMBRE CORRESPONDANT DE L'ACADÉMIE ROYALE DE MÉDECINE DE PARIS ; DE L'ACADÉMIE
ROYALE DE MÉDECINE ET DE CHIRURGIE DE MADRID ; DE L'ACADÉMIE ROYALE DES SCIENCES
DE TURIN ; DE LA SOCIÉTÉ ROYALE DE MÉDECINE DE MARSEILLE ; DE L'ACADÉMIE ROYALE
DE MÉDECINE-PRATIQUE DE BARCELONNE ; DE LA SOCIÉTÉ DES SCIENCES, AGRICULTURE ET
ARTS DU DÉPARTEMENT DU BAS-RHIN ; DE L'ACADÉMIE DES SCIENCES, ARTS ET BELLES-
LETTRES DE DIJON ; DE LA SOCIÉTÉ ROYALE ACADÉMIQUE DU DÉPARTEMENT DE LA LOIRE-
INFÉRIEURE ; DE LA SOCIÉTÉ DE MÉDECINE DE GAND ; DE LA SOCIÉTÉ DES SCIENCES MÉDICALES
ET NATURELLES DE BRUXELLES ; MEMBRE HONORAIRE DE LA SOCIÉTÉ MÉDICO-CHIRURGICALE
DE BRUGES ; CORRESPONDANT DU MINISTÈRE DE L'INSTRUCTION PUBLIQUE POUR LES TRA-
VAUX HISTORIQUES, ETC., ETC.

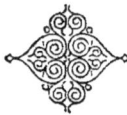

MONTPELLIER,

Louis CASTEL, Libraire-Editeur, Grand'-Rue, 32.

PARIS,

J.-B. BAILLIÈRE, Libraire, rue de l'Ecole de Médecine,
Nº 13 *bis*. — 1841.

Avant-Propos.

Comme la plupart des meilleures idées, la *Régénération Des Tissus Animaux* est passée par des périodes alternatives, d'admission ou de rejet, le plus souvent proclamés d'une manière aussi générale qu'absolue.

Hippocrate a nié la possibilité de la réunion et de la Régénération dans les Os, les Cartilages, les Lèvres, etc., du Corps Humain, comme on le voit par le xixe Aphorisme de la Sixième Section; mais, malgré l'admiration due au génie du Père de la Médecine, on se montrerait fort peu au courant de la Science, si l'on méconnaissait aujourd'hui plusieurs graves erreurs dans le passage indiqué.

Plus tard, la Régénération Des Tissus du Corps Humain

a été *généralement admise ;* et jusque vers la fin du
XVIIIe Siècle , il semblerait n'être venu dans l'idée de personne d'élever la moindre contestation à cet égard.

Depuis cette époque , et par l'effet de l'impulsion qu'ont
donnée aux esprits les travaux de Fabre , de Quesnay ,
de Bezoet et de Louis , la *Régénération* Des Chairs ou
Des Parties Molles a été presque *généralement rejetée.*
Quant à la *Régénération Des Os* ou Des Parties Solides
Du Corps Humain , elle était au contraire assez généralement admise. Il sera peut-être bon de faire remarquer
que bien des Auteurs qui niaient la Régénération dans
les Parties Molles s'étaient crus obligés de l'admettre
dans les Os.

On sait qu'il existe beaucoup d'écrits sur la *Régénéra-*
tion Des Os dont les principaux sont ceux de Mich. Troja ,
de G.-L. Koeler , d'Edw. Stanley , de Charmeil , de Ch.-
Henr. Meding , de Ch.-Léon Kortum , de Fl. Bannerth ,
de Græfe , de Walther , etc. (1).

(1) *Voy*. Dict. de Méd. 2e édit. T. XII, p. 559, où M.
Dezeimeris donne leurs titres tout au long. — Lobstein
cite un grand nombre de beaux exemples de *Régénérations*
Des Os dans son *Traité d'Anatomie Pathologique.* Paris 1855
in-8°, T. II, p. 247 et suiv.

En parlant des Régénérations chez l'Homme et chez les animaux à sang chaud, BURDACH (1) s'exprime ainsi qu'il suit : « 10° Lorsqu'à la place d'une portion morte » de mâchoire, une autre s'est reproduite, *il naît aussi* » *dans cette dernière de nouvelles dents*, qui suppo- » sent par conséquent de *nouveaux germes dentaires.* » (MECKEL , *Handbuch der pathologischen Anatomie*, » tom. III , p. 83.) »

Dans l'Ecole de BARTHEZ , et plus spécialement dans les Cours , soit privés , soit publics , de M. LORDAT , la *Régénération de la plupart des Parties Molles et des Parties Dures du Corps Humain* est regardée comme un Dogme.

Ainsi qu'on le voit , chacune des deux idées contradictoires , de *Régénération* et de *Non-Régénération Des Parties Molles* , a eu ses périodes alternatives de faveur et de discrédit ; et ce qu'il est bon de noter ici , c'est que ça été toujours d'une manière ou *générale* , ou *presque générale* , que , tour à tour , chacune de ces mêmes idées a été frappée de ce discrédit ou a joui de cette faveur.

(1) Traité de Physiologie , trad. par JOURDAN. Paris 1857 in-8° , T. VIII , p. 288.

La seule considération de ce qui vient d'être dit, doit suffire pour faire penser à quiconque connaît un peu la marche de l'Esprit Humain, qu'il était impossible, d'une part, que la *Régénération Des Chairs eût été généralement admise*, si l'on n'avait pas déduit rigoureusement cette admission de l'étude d'un bon nombre de faits authentiques bien constatés ; mais que, d'autre part, il était également impossible que la *Régénération Des Chairs* n'eût pas été aussi *généralement rejetée*, si l'on n'avait pas déduit, encore rigoureusement, ce rejet, d'un certain nombre de faits aussi authentiques et aussi bien constatés que les premiers.

Le souvenir de la marche que suit l'Esprit Humain dans la construction des Théories, des Systèmes, des Doctrines, des Sciences, doit nous apprendre encore autre chose. Ce souvenir nous dispose tout naturellement à penser, en effet, qu'ici, comme dans tant d'autres circonstances, on était passé brusquement d'un extrême ou d'une contradictoire à l'autre ; qu'au lieu d'admettre la *Régénération Des Parties Molles, dans certains cas*, et de la *rejeter dans d'autres*, seul véritable caractère d'une saine Philosophie Médicale en pareille matière, on avait tantôt *admis* cette Régénération dans *tous les Tissus Mous* et *toujours* , tantôt *nié qu'elle existât jamais dans aucun de ces tissus :* en un mot , qu'à chaque période , soit de faveur , soit de discrédit , on avait été alternativement assez peu sage , pour vicieusement généraliser , tantôt les faits positifs , tantôt les faits négatifs.

Telle est la source de l'erreur où l'on a été pendant si long-temps et où l'on se trouve presque généralement encore de nos jours , erreur que j'ai tâché de dissiper par le Mémoire qui suivra bientôt , et que j'ai adressé à l'Académie Royale de Médecine en 1836 (1).

Les réflexions critiques , provoquées par la lecture de mon Travail , au sein de l'Académie Royale de Médecine de Paris, à l'époque indiquée , et, tout récemment, dans deux séances de la Société de Médecine-Pratique de Montpellier, m'ont mis dans l'obligation de faire précéder sa publication actuelle de quelques remarques ou explications, qui feront peut-être mieux apprécier , et l'intention que j'ai eue, et la marche que j'ai cru devoir suivre pour tâcher de la bien remplir.

(1) *Voy*. Bulletin de l'Acad. Roy. de Méd. (1856). Rapport de M. Cruveilhier , p. 588.

J'ai souvent employé les mots *Chairs* et *Os* dans l'acception générale de *Parties Molles* et *Parties Dures*, lors surtout que les idées représentées par ces mots étaient en opposition, quoique d'ailleurs il ait toujours été fort facile pour moi, par la grande raison qu'il est très-facile pour tout le monde, de distinguer, soit la portion émaillée des dents, d'avec leur portion osseuse ; soit le tissu fibreux *sui generis* des muscles, d'avec les tissus cellulaire, membraneux, aponévrotique, caverneux, etc. Ceux qui connaissent l'Histoire de la discussion dont il s'agit en ce lieu, sentiront, j'en suis sûr, que je ne pouvais me dispenser d'employer les mots *Régénération Des Chairs*, ne fût-ce que parce qu'il fallait réfuter les idées de Pibrac et de Louis qui précisément en avaient fait usage.

J'ai bien pris le mot *Régénération* dans l'acception de *Reproduction*, comme le fait le Dictionnaire de l'Académie, qui, soit dit en passant, cite précisément la phrase suivante pour *seul* exemple : *la Régénération Des Chairs;* mais je n'ai pu oublier sitôt que dans la langue française il n'était pas deux mots qui fussent rigoureusement synonymes.

J'ai préféré le mot *Régénération* à celui de *Reproduction* :

1º Parce qu'il dit plus que *Reproduction ;*

2º Parce qu'il est communément employé, en Histoire Naturelle, pour désigner la fonction dont le résultat est la formation nouvelle d'une tête, chez le Limaçon ; d'une pince, chez l'Ecrevisse ; de la tête ou de la queue, à volonté, chez le Ver de terre, lorsque, en les mutilant, on leur a enlevé nettement ces parties, dont l'organisation est si compliquée ;

3º Parce que parmi les Auteurs même qui nient la *Régénération Des Chairs*, il en est beaucoup qui ne peuvent s'empêcher de regarder comme avérée la *Régénération Des Os.*

Le mot *Reproduction*, si souvent employé pour désigner ce qui se passe, à l'état normal, dans les Cheveux et dans les Ongles, lorsqu'on les a coupés, ne dit pas assez selon moi, quand on veut désigner la *Production d'un Organe Nouveau*, NON IDENTIQUE, *mais* FORT ANALOGUE à *l'organe préalablement perdu.* Les Cheveux et les Ongles poussent constamment comme le font les Végétaux pérennes ou vivaces ; leur coupe rend peut-être leur végétation plus active, mais ce n'est point là une *Régénération* : aussi, les portions nouvelles, soit du Cheveu, soit de l'Ongle, sont constamment *identiques* à celles dont elles ne sont que des prolongements réguliers.

Il y aurait *Régénération Totale* d'un certain nombre de Cheveux, si à leur avulsion, ayant entraîné leurs bulbes, succédait la formation d'autres bulbes et d'autres Cheveux. On en voit un curieux exemple dans la XIe Observation de P. DE MARCHETTIS, citée plus au long dans la seconde partie de cet écrit.

Quant aux mots *Réparation*, *Restauration*, *Rédintégration*, étant plus faibles que celui de *Reproduction*, je devais les trouver nécessairement encore moins satisfaisants.

Le mot *Rédintégration*, le plus fort des trois, ne disait pas assez selon moi. Un membre ou un organe, ayant éprouvé une déperdition de substance, peuvent avoir été le siége d'une *Rédintégration*, peuvent être redevenus entiers *matériellement*, sans qu'il soit de rigueur que la matière qui, en remplaçant la déperdition de substance, a rendu à la partie sa forme première, soit douée de fonctions vitales sinon identiques , au moins analogues à celles dont jouissaient les tissus vivants préalablement perdus.

Le mot *Cicatrice* ne pouvait non plus me convenir , précisément parce que , étant *générique* , il comprend mal à propos , à titre d'espèces , deux états anormaux fort différents , puisque , selon moi , la *Régénération* carac-térise l'un , tandis que la *Non-Régénération* , ou la *Régé-nération réduite à presque rien* , caractérise l'autre.

Ce raisonnement et ce rejet s'appliquent également au mot *Inodule* (1) , fourni à DELPECH par M. Léon BOYER , aujourd'hui Professeur à Strasbourg. D'après la descrip-tion que fait DELPECH du Tissu des Cicatrices , ou des *Inodules* , il est évident qu'il ne connaissait pas les Restau-rations constituant l'objet principal de mon Mémoire : le caractère du Tissu des *Inodules* , selon DELPECH , est une *rétraction incessante, indéfinie ce semble ;* tandis que le caractère essentiel des vraies *Régénérations* est , selon moi , l'absence même de cette *rétraction* permanente , dans les Tissus de Nouvelle formation.

(1) Voy. *Chirurgie Clinique de Montpellier*. Paris 1828 , in-4° , p. 578 et 579 , où DELPECH propose de désigner le *tissu des Cicatrices* par le mot *Inodule*.

Cette manière de voir est encore renforcée par l'erreur où sont tombés et DELPECH et M. CRUVEILHIER, en avançant et en soutenant que les *Cicatrices étaient de même nature* dans les *divers tissus*. Je ne crains pas de le dire, le contraire est généralement reconnu aujourd'hui par quiconque a voulu prendre en considération les faits que l'on connaissait déjà depuis longtemps, mais surtout les progrès récents qu'ont fait faire les Physiologistes Nationaux ou Etrangers à la Physiologie-Comparée et à la Physiologie-Humaine.

Grâce aux considérations précédentes, on comprendra, peut-être mieux qu'on ne l'avait fait :

1º Que les Cicatrices que l'on disait de *même nature* dans les divers tissus mous de l'Economie Humaine, *diffèrent non-seulement dans les tissus divers*, mais encore dans *un même tissu;*

2º Que dans le corps de la Peau, et au voisinage des Os, il est des productions de *Peau Nouvelle*, dont le tissu diffère précisément de celui des Cicatrices les plus Communes, en ce qu'il ne présente ni enfoncement, ni adhérence à l'Os, ni froncements convergents, ni

amincissement et détirement des bords de la Plaie, etc. :
le tissu de ces sortes de Restaurations, *libre* par rapport
aux Os, *dépasse le niveau* de la *Peau ambiante*, sur
laquelle *il n'exerce pas la plus légère traction.*

Ainsi que l'enseigne depuis long-temps M. le Professeur LORDAT, et que l'a reconnu DUPUYTREN il y a seulement quelques années, la Nature a, comme le Tailleur,
deux procédés pour restaurer les déperditions de substance de nos tissus : elle détire et rapproche fortement
tous les points des bords de la solution de continuité
qu'a occasionnée l'emporte-pièce, et elle les fixe dans un
centre qui en devient enfoncé ; ou bien, laissant les bords
dans leur place actuelle, elle rapporte une pièce neuve,
d'étoffe analogue, qu'elle unit convenablement aux parties
ambiantes ; mais alors cette pièce rapportée, nullement
froncée ni déprimée dans son centre, n'exerce absolument aucune traction sur le tissu au milieu duquel elle se
trouve, dont on la voit parfois même dépasser le niveau.

C'est de ce seul dernier genre de Restaurations Des
Parties Molles, que j'ai voulu m'occuper dans le travail
dont on vient de lire l'*Avant-Propos*, parce qu'il m'a

semblé qu'il pouvait y avoir quelque utilité pour la Science d'envisager ce sujet sous ce point de vue.

Sûr d'être mieux compris, je vais maintenant reproduire ici mon Mémoire, avec quelques additions que mes lectures et l'époque actuelle m'ont fait juger indispensables, mais toutefois *sans changer absolument rien aux idées fondamentales, attaquées par le Rapport Académique fait sur cet écrit en* 1836.

Pour que la question fût traitée d'une manière plus complète, j'ai donc pu, sans encourir aucun juste blâme, placer à la suite de ce Travail la Critique du Rapport qui en a été fait à l'Académie royale de Médecine par MM. RIBES, BRESCHET et CRUVEILHIER, Rapporteur.

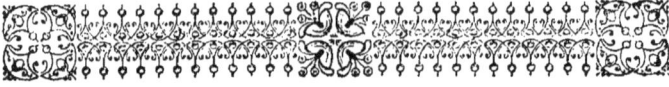

CONSIDÉRATIONS GÉNÉRALES

SUR LES

RÉGÉNÉRATIONS

DONT PRINCIPALEMENT

LES PARTIES MOLLES

DU CORPS HUMAIN SONT SUSCEPTIBLES,

ET SUR LES LIMITES QUE SEMBLERAIT NE DEVOIR JAMAIS DÉPASSER

LE POUVOIR RÉGÉNÉRATEUR.

I. J'entends par *Régénération* (1) la production d'un Organe *Nouveau*, ayant sinon une *identité parfaite*, du moins *beaucoup d'analogie* avec un autre organe, déjà séparé, depuis plus ou moins de temps, d'avec l'économie, et qu'il est naturellement appelé à remplacer.

J'appelle *Pouvoir Régénérateur* une Force Vitale, ou,

---

(1) Le Dictionnaire de Médecine, en vingt-un volumes, définit la *Régénération* ainsi qu'il suit: « Reproduction d'une partie du corps qui a été détruite (*). » Cette définition est au fond exactement celle du Dict. des Sciences Médicales en 60 vol.

« *La Régénération*, dit BURDACH (**), a pour effet, tantôt »de reproduire les parties organiques qui ont été perdues, »tantôt seulement de les compléter. »

(*) T. xviii, p. 256.
(**) Traité de Physiologie trad. par JOURDAN, T. viii, p. 236.

(2)

si l'on aime mieux, un des Attributs de la Vie, dont le phénomène désigné sous le nom de *Régénération* n'est lui-même que l'*effet*.

Il est presque inutile de dire que la *Régénération* diffère de la *Génération*, en ce que celle-ci ne suppose pas, comme la première, une *existence préalable*, sous des formes ou identiques ou fort analogues, accompagnées des mêmes propriétés et douées des mêmes forces (1).

Avant la publication du Mémoire de FABRE parmi ceux de l'Académie Royale de Chirurgie, la Théorie dans laquelle *on considérait les plaies avec perte de substance* comme se cicatrisant *par une véritable Régénération Des Chairs*, était presque généralement adoptée.

Quand je me suis déterminé à traiter ce sujet, je n'ignorais pas combien étaient fortes les préventions de beaucoup d'Auteurs contre la *Régénération Des Parties Molles*. Je connaissais la phrase suivante de M. LAUGIER : « Terminons ce que nous avons à dire de la Cicatrisation, » en mentionnant, *pour n'y plus revenir*, la *Théorie* » *surannée* de la guérison des plaies, avec perte de sub- » stance, par la Régénération Des Chairs (2). »

Mais comme le même Auteur dit, à la page 581 : « que

(1) M. LAUGIER dit, avec raison, *qu'il ne faut pas confondre l'Adhérence avec la Cicatrice* (*). Les brides, constituant les Adhérences interpleurales, sont le produit de *Générations Nouvelles*, et non d'une *Régénération*.

(2) Ouv. cit., p. 576.

(*) Dict. de Méd., 2ᵉ édit., *Cicatrice*, p. 569.

»chez des sujets syphilitiques les changements dans la
» coloration et l'épaisseur de la Peau, qu'*il rapproche des*
» *cicatrices*, en *diffèrent* cependant encore *notablement*,
»puisqu'ils sont véritablement constitués par le *reste*
» *de la Peau amincie* et *non réparée*, et que *dans la*
» *Cicatrice* il y a, *au contraire*, *Production d'un Tissu*
» *Nouveau*; » à la pag 569 : « que *la Cicatrice* qui suit
» ces pertes de *substance* est un *Tissu Nouveau* inter-
» médiaire, *qui remplace le tissu détruit*, ou *comble*
» *l'intervalle des tissus divisés;* » et à la pag. 580 :
« que quand il y a *destruction complète de toute l'épais-*
» *seur de la Peau*, la *perforation* est *entièrement comblée*
» par le *Tissu Nouveau de la Cicatrice......* » : j'ai toutes
les peines du monde à concevoir comment il a pu s'exprimer ainsi qu'il suit, à la pag. 577 du même article :
« Il suffit, comme on le voit, d'énoncer les principaux
» arguments de cette *Régénération Des Chairs*, pour *en*
» *finir* avec une *Théorie que* PERSONNE *ne soutient aujour-*
» *d'hui.*»

Dans le Second Volume de ses *Leçons Orales de Clini-*
que Chirurgicale (pag. 2), DUPUYTREN avait dit, en 1832 :
« .... la Nature *Crée* (1) et *Organise* un *Tissu Nouveau*

(1) Je ne puis regarder les mots *Création* et *Génération*
comme synonymes, quoi qu'en disent DUPUYTREN ' et
LICHSTENSTAEDT. « Cette formation (de nouvelle substance
»organisée), comme toute *Génération* quelconque, dit
» LICHSTENSTAEDT (*), est une VÉRITABLE CRÉATION. » — CRÉATION

(*) Journ. des Progrès des Sciences et Institutions Médicales (Janvier 1827),
gr. in-8°, T. 1; *De la Transformation de la Substance Organique*, p. 57.

» destiné à *remplacer les tissus détruits, et à remplir*
» *leurs Fonctions* » ; fût-il SEUL de son sentiment, ce qui
est loin d'être exact, cet habile Opérateur était une
autorité assez grave et assez justement célèbre, pour
que M. LAUGIER, qui n'a publié son article qu'en 1834,
eût pu le regarder comme étant QUELQU'UN.

Je ne crains pas d'avouer que c'est le désir de faire
cesser l'erreur que partagent, même de nos jours, des
Praticiens et des Auteurs très-recommandables, qui a été
mon principal aiguillon dans cette circonstance.

II. En fait de *Régénérations*, dont le Corps Humain
peut être le siége, celles que présente le *Système Osseux*
sont aujourd'hui les plus évidentes et les mieux connues :
la nature des tissus qui composent ce Système procure
facilement l'avantage de les bien constater.

Je me suis trop occupé ailleurs de ces phénomènes
morbides, principalement dans un Travail publié depuis
sept ans, et dont les premières idées avaient été commu-
niquées au *Cercle Médical* dans un *Discours d'Ouverture*,
prononcé en ma qualité de Vice-Président, pour que l'on
doive s'attendre à ce que je vienne reproduire ici les
mêmes pensées.

et GÉNÉRATION sont, selon moi, des attributs très-distincts
d'ordres fort différents. Les animaux ont la Faculté
d'ENGENDRER leur semblable, mais DIEU seul a eu le Pouvoir de les CRÉER tous. L'idée de CRÉATION suppose évidemment plus de puissance que celle de GÉNÉRATION.

Je ne traiterai guère, en ce lieu, que de quelques
points de contact de ces phénomènes morbides des Os avec
mon sujet actuel, renvoyant ceux de mes Lecteurs qui
désireraient acquérir des notions plus complètes sur les
Régénérations Osseuses, soit à ma Dissertation Doctorale
sur le *Cal* (1); soit à mon Mémoire sur les *Fausses-Articulations*, consigné dans le *Journal Complémentaire du
Dictionnaire des Sciences Médicales* (2); soit enfin à mes
Mémoires sur la Diathèse Osseuse et l'Ankylose Vraie (3),
publiés pendant les épreuves d'un Concours Professoral (4).

C'est surtout dans cette dernière publication que se
trouvent des faits curieux, en très-grand nombre, qu'on
sera forcé de regarder comme autant de beaux exemples
de *véritables Régénérations*, ayant pour but la réparation de déperditions de substance des Os et le retour de
ces organes à l'état normal.

Je me contenterai de faire ici, à l'occasion des *Régénérations* dans le Système Osseux, une remarque que
je n'avais encore énoncée nulle part.

Il est des circonstances, à la vérité peu communes,

(1) *Considérations physiologiques et pathologiques sur le*
Cal. Montp. 1817, in-4°, pag. 23-24, entre autres.

(2) *Considérations sur les Fausses-Articulations* (avec
fig.). Voy. Journ. Complém. du Dict. des Sc, Médic.,
T. III, p. 289-300.

(3) *Mémoires sur la Diathèse Osseuse, en général, et la
Théorie de l'Ankylose Vraie des Auteurs, en particulier.*
Montp. 1854, in-8°, fig.

(4) Celui de *Médecine-Légale* de Montpellier, 1854-55.

où, examinant les phénomènes dont il s'agit, dans les Dents, on serait facilement induit en erreur, si l'on oubliait que, pour être rare, l'existence des troisièmes dentitions n'en est pas moins réelle. On pourrait regarder, en effet, comme ayant été *régénérée*, une Dent qui, contre notre attente, aurait remplacé la Dent correspondante de la seconde dentition, précisément parce qu'il aurait existé un germe de troisième dentition dans un point de l'un des maxillaires en rapport avec sa racine (1).

Il est bien reconnu, depuis long-temps, que les fragments de Dents, accidentellement fracturées, se sont réunis comme ceux des autres Os ; mais je dois à la vérité de dire que s'il existe des faits bien constatés, prouvant d'une manière satisfaisante que des portions de Dents, soit osseuses, soit surtout *émaillées*, ont été complétement *régénérées*, je ne les connais point (2).

(1) J'ai connu un Homme, de plus de 60 ans, qui avait eu ses Incisives, tant supérieures qu'inférieures, remplacées par les Dents correspondantes d'une troisième dentition.

(2) Il est un bon nombre de faits attestant que des Dents ont pu se développer à différents âges, dans des parties plus ou moins éloignées des arcades alvéolaires et de la région pelvienne ; ce qui fait que, même chez la Femme, ces Os ne sauraient être regardés alors comme le produit incomplet et détérioré du rapprochement des sexes.

« Sur un Homme de 50 ans, on a trouvé *Trois Dents* qui »s'étaient *formées sous la Langue*, dans *l'espace de trois* »*mois ;* elles étaient contenues chacune dans un kyste »particulier. On en a rencontré aussi une dans un kyste

III. Il ne paraît pas que l'on connaisse non plus , jusqu'à ce jour, des faits dignes de confiance , qui prouvent
que des *Cartilages* et des *Fibro-Cartilages* ont été réellement *Régénérés.*

Les travaux successivement entrepris et en partie publiés par Autenrieth et Doerner, son Disciple, Villermé
et MM. Magendie et Breschet , nous apprennent bien en
quoi la cicatrisation des Cartilages et des Fibro-Cartilages
diffère d'avec celle des Os ; mais ces Auteurs , aussi vai-
nement consultés que tant d'autres sur cet objet, n'ont
pu recueillir un seul fait qui doive être regardé comme
une preuve évidente de la *Régénération* de ces organes.

Dans une Thèse soutenue à Tubingue en 1798, sous la
présidence d'Autenrieth , le Docteur Doerner semblerait
penser que de cela seul que les Cartilages et les Fibro-
Cartilages *ne sont pas susceptibles d'inflammation , la
Régénération* de ces organes *était absolument impossible.....* Mais l'Auteur suppose que ces sortes de repro‐
ductions dépendent constamment d'une inflammation ,
qu'il regarde comme une condition *sine quâ non ;* ce
que je n'oserais certainement pas lui accorder.

De tous les Auteurs que j'ai consultés, il ne s'en est

»qui s'était formé dans l'*orbite* d'un jeune homme de
»17 ans.

» Dans un troisième, on a vu un kyste placé *sur le Dia-*
»*phragme,* et qui renfermait , outre de la graisse et des
»poils, *quatre Dents* bien conditionnées (*). »

(*) Lobstein , Trait. d'Anal. Pathol. , T. 1, p. 343.

trouvé qu'un seul, regardé avec raison comme une ex-
cellente autorité en Anatomie-Pathologique, Laennec,
qui ait osé affirmer que les *Cartilages pouvaient se reproduire*. Mais cette assertion, fondée sur ce qu'il considère comme étant des Cicatrices les points les plus
minces des Cartilages Diarthrodiaux, que plus tard Meckel
regardait, au contraire, comme des parties *atrophiées*,
ne me paraît nullement convaincante. Il me semble infiniment plus probable que ces Auteurs, très-recommandables d'ailleurs, étaient l'un et l'autre dans l'erreur sur
cet objet.

IV. Il est bien reconnu, depuis long-temps, que le
Périoste, cette membrane fibreuse qui enveloppe les Os,
est susceptible de *Régénérations* faciles (1). L'erreur qui
consistait à regarder le Périoste comme l'unique source à
laquelle étaient rigoureusement dues les restaurations et
les cicatrisations des Os, a été justement abandonnée,
et peut-être sans retour, du moment qu'on a vu des *Cals
se former sur des Os privés de cette membrane*.

V. La Régénération des organes dont on a peut-être
le moins douté, à quelque époque que ce fût, est celle
des *Ongles*. Il est infiniment probable que leur situation

_____

(1) « Le Périoste divisé se réunit, dit Béclard ; enlevé,
» cela produit ordinairement une Nécrose Superficielle, et
» il se reproduit après l'Exfoliation (*). »

(*) Elém. d'Anat. Gén., 2ᵉ édit. Paris 1827, in-8°, p. 448.

extérieure, rendant si facile l'observation des phénomènes morbides dont ils sont le siége, a été la principale cause de cet assentiment.

Quel est le Praticien un tant soit peu répandu, je dirai bien plus, quel est l'homme du peuple un tant soit peu observateur, qui n'ait eu occasion de voir de véritables *Régénérations* de ce genre, tant à la suite de simples contusions sur l'extrémité des orteils et des doigts, qu'après des Panaris de mauvaise nature ou de troisième espèce?

L'Ongle présente souvent, outre des *Régénérations Totales*, des Régénérations Partielles, que peut-être les seules dimensions de l'organe n'ont pas encore permis d'observer dans le Cheveu. Il est commun de voir, dans l'Ongle, une déperdition de substance remplacée par un tissu, d'un blanc quelquefois comme nacré, remplissant parfaitement le vide fait par l'instrument tranchant, et qu'on distingue toujours aisément du tissu normal, jusqu'à ce que le progrès de la végétation de l'Ongle ait amené le temps de sa coupe. Dans certains cas qui ne sont pas rares, à l'occasion de la mortification de la majeure partie de toute l'épaisseur d'un Ongle, il se fait encore une Régénération évidente, puisqu'on voit le travail réparateur partir aussi bien de la face dorsale du doigt correspondant à la partie adhérente et concave de l'Ongle, que de la matrice de l'Ongle lui-même.

Il est vrai de dire que l'*Ongle Régénéré* n'est pas plus parfait que n'est parfaite la *Peau Régénérée*.

Je saisirai cette occasion pour énoncer une proposition

générale que jusqu'à ce jour je n'ai rencontrée nulle part : il semblerait que *plus un Organe Régénéré s'est formé loin de sa place normale, plus il s'éloigne de sa forme primitive.* Le passage suivant de Burdach (1) donne encore plus de force à cette assertion : « Des cas » dans lesquels un Ongle s'est reproduit au bout de la » seconde ou même de la première phalange, après » la perte de la troisième ou de la seconde, ont été » observés par Tulpius, Ormansey et Ansiaux, de » même que par Blumenbach, Vogel et Jahn; *ces Ongles* » *sont presque toujours fort imparfaits.* »

VI. A en croire des Naturalistes de beaucoup de mérite, mais qui ne sont pas des autorités irrécusables quand il s'agit de Médecine-Humaine, l'Epiderme ne serait que le produit inorganique d'une sécrétion incapable de devenir jamais le siége de phénomènes vitaux soit physiologiques, soit pathologiques (2). Je suis forcé de dire que cela me

_____

(1) Trait. de Physiol. cit., T. VIII, p. 288.

(2) Des Anatomistes très-distingués se sont peut-être un peu trop empressés d'adopter ce sentiment. « L'Epi-»derme ou sur-peau (*epidermis, cuticula*) est une couche »de la peau, distincte quoique mince, qui forme à sa sur-»face une sorte de vernis sec et défensif (*). » Cependant cet Auteur, qui, après avoir rappelé que Nunberger *re-gardait l'Epiderme comme pourvu de vaisseaux et comme se nourrissant par intussusception;* que Mojon *y supposait,* ainsi que Klinkosch, *des fibres, des lames, des vaisseaux et toutes les propriétés de l'Organisation et de la Vie;* que

(*) Béclard, ouv. cit., p. 260.

paraît encore une erreur. Tout porte à penser, en effet,
que si, après la Mort, on n'a pu découvrir des pores à
l'Epiderme, malgré l'évidence du passage de la transpira-
tion cutanée de la sueur et des Poils à travers cet organe,
pendant la Vie, des dilatations actives devaient les main-
tenir béantsdans ce dernier état.

D'ailleurs diverses Ichthyoses, dont ALIBERT a fait
connaître de si curieux exemples (1), et que LAUTH (2),

MASCAGNI le regardait *comme entièrement formé de vaisseaux
absorbants, etc.*, nous fait savoir que ni les expériences
de M. De HUMBOLDT, ni celles de SELLER, ni les siennes
propres, n'ont pu leur faire découvrir les *porosités* de
cette cuticule. Il ne sait ensuite comment se rendre
raison de certains phénomènes physiologiques généralement connus : le *passage des poils* et celui de *la sueur*.

« BÉCLARD, dit M. HUGUIER, Prosecteur de la Faculté de
»Médecine de Paris, va jusqu'à remettre en doute l'exis-
»tence des pores de l'Epiderme, sur ce qu'ils ne sont pas
»visibles au microscope, et que cette membrane chargée
»d'une colonne de mercure de plus de deux pieds, aucun
»atome de métal ne l'a traversée. On ne conçoit pas com-
»ment lui et plusieurs Anatomistes célèbres ont pu *nier*
»*l'existence de ces pores si faciles à constater, même à l'œil
»nu, sur un sujet en sueur*, si surtout on les examine
»à la paume des mains, aux doigts, à la plante des
»pieds, etc. (*). »

(1) Voy. *Monographie de Dermatoses*, Paris 1832, grand
in-4°, fig. color., pag. 763 et suiv. ; mais surtout les planches coloriées, *supérieurement exécutées*, qui accompa-
gnent le texte nouveau complétant sa magnifique édition
grand in-fol. (*Ichthyoses Nacrée* et *Cornée*, pl. 62 et 63.)

(2) *Mémoire sur les frères* LAMBERT, dans les *Mémoires de*

(*) Additions à l'Anatomie Générale de Bichat, Encyclop. des Sc. Méd. (Anat.
et Physiol), T. III. p. 561.

M. Lordat et moi nous avons vues quelquefois héréditaires, ne sont-elles pas autant de phénomènes pathologiques constituant des actes vitaux de cette cuticule?

Il est infiniment probable que, dans l'*Albification* d'un
Nègre décrite par M. R. Hamirton (1), l'Epiderme avait
aussi éprouvé quelque altération constituant un état
morbide, et concourait à la formation de la maladie dont
il s'agit.

La désignation de la maladie singulière que présente
un fœtus conservé dans le *Musée Anatomique de Berlin*,
doit naturellement trouver ici sa place : « Parmi les Fœtus
» monstrueux », dit M. H****, Auteur de la *Troisième
Lettre sur les Universités Etrangères* (2), «il en est deux
» remarquables par la singularité de leur apparence exté-
» rieure : l'un est recouvert, dans toute l'étendue de sa
» surface cutanée, par une *épaisse couche d'Epiderme ;* la
» peau a pris, par suite de cette *formation morbide*, une
» épaisseur de plusieurs lignes ; *l'Epiderme, qui participe
» seul à cette désorganisation*, présente de *nombreuses
» fissures qui donnent à la peau l'apparence d'une
» cuirasse.* »

la *Société d'Agriculture, Sciences et Arts de Strasbourg*, T. I,
p. 527, dont on peut voir un extrait dans Lobstein,
ouv. cit., T. I, p. 558 et 559.

(1) Voy. *The London Medical Repository and Rewiew*,
Septemb. 1827. Cette observation est aussi succinctement
analysée dans le *Journal des Progrès des Sciences et Institutions Médicales*, T. VII, p. 255.

(2) *Gazette Médicale*, ann. 1851, p. 10.

On trouve dans Pechlin (1) un exemple de *Régénération
complète annuelle de l'Epiderme* : « Mirandum planè
» exemplum de integrâ cuticulâ, ad instàr vernantium ser-
» pentum, quotannis exutâ et denuò renatâ, refert....»

Les réparations dont l'Epiderme devient le siége, pour
ainsi dire toutes les fois que nous le voulons, viennent
encore donner du poids à cette manière de voir.

J'ai observé surtout des Régénérations de l'Epiderme,
chez plusieurs vieilles Filles, d'un tempérament nerveux
et d'un caractère inquiet et mélancolique, que l'on trouvait toujours se rongeant superficiellement cette partie
de la Peau qui dépasse les Ongles des doigts.

On pourrait se demander, à cette occasion, si cette
habitude, si nuisible à la forme gracieuse des mains, ne
se liait pas, chez les personnes dont il s'agit, à quelque
disposition de l'âme, à quelque regret d'avoir refusé des
avantages dont l'acquisition n'avait plus été depuis lors
possible pour elles : ce qui peut-être nous donnerait l'explication de cette association de mots : *s'en mordre les
doigts*, si souvent employée pour exprimer le repentir
que l'on a d'avoir commis une faute irréparable?... Mais
ce n'est point ici le lieu d'examiner une pareille question.

VII. Quant à la Régénération du corps entier de la
Peau, elle est de nos jours *au moins fort douleuse*, selon

(1) *Obs. Medic.*, *lib.* iv, *cap.* lvi, p. 570. Ce fait est
aussi rapporté dans Triller : *Opusc. Medic.*, T. II, p. 294.

beaucoup d'Auteurs recommandables ; *impossible*, d'après un bon nombre de nos contemporains, qui regardent les idées de FABRE (1), de QUESNAY, de BEZOET (2) et de LOUIS (3), comme devant être admises sans restriction ; et néanmoins je ne balance point à la déclarer *très-réelle*, d'après les faits, peu communs sans doute, mais bien constatés, que j'ai eu l'occasion d'observer avec MM. LORDAT, SEGUY, DUCEL, VELLOSO, SYLVA, etc.

Dire avec PIBRAC, FABRE, LOUIS, BERTRANDI, DELPECH, etc., que toute cicatrice est *déprimée, enfoncée,* est évidemment une erreur.

On lit dans le *Mémorial des Hôpitaux du Midi* (4) : « Le Professeur DELPECH a démontré le premier (5), dans » un *Mémoire* qui occupe l'Académie de Médecine, que » l'*inflammation donne .toujours lieu à des produits* » *nouveaux ; et que ceux qui succèdent à la suppuration* » *acquièrent une structure fibreuse,* et UNE PROPRIÉTÉ

(1) *Mémoire où l'on prouve qu'il ne se fait point de Régé- nération Des Chairs dans les plaies et les ulcères avec perte de substance* (*).

(2) Cité par Louis. (Mém. de l'Acad. Royale de Chir., T. V, p. 152.)

(5) *Mémoire sur la consolidation des plaies avec perte de substance* (**), et *Nouvelles remarques sur les prétendues Régénérations Des Chairs dans les plaies et les ulcères* (***).

(4) T. I, p. 145, 1ʳᵉ col.

(5) Voy. *Clinique Chir. de Montpellier,* T. II, p. 578-79.

(*) Mém. de l'Acad. Royale de Chir., T. IV, p. 74.

(**) Ouv. cit , T. IV, p. 105.

(***) Ouv. cit., T. V, p. 128.

» CONTRACTILE ou COARCTESCIBLE *indéfinie et capable de*
» *surmonter les plus grandes résistances.* » Cette proposition n'est exacte qu'autant qu'elle se rapporte à la
Cicatrice Ordinaire ou *Commune ;* mais elle est fausse
dans presque toutes ses parties, quand on l'applique aux
Cicatrices qui font le principal objet de ce travail, Cicatrices que Delpech semblerait n'avoir jamais eu l'occasion
d'observer.

M. LORDAT et moi, nous voyons tous les jours une
Dame portant à une joue, à la région sus-scapulaire
gauche et au gras des jambes, de larges Cicatrices, aux-
quelles ont donné lieu de *grandes déperditions de sub-*
stance de tout le corps de la Peau, résultant elles-mêmes,
ou d'une affection gangréneuse, ou de plusieurs appli-
cations de potasse caustique ; et je puis dire, positive-
ment, que ces Cicatrices, plus blanches, moins sensibles
que le reste de la Peau, et dénuées de poils, à la vérité,
sont absolument *conformes au reste de l'organe cutané*
sous tous les autres rapports.

Ces Cicatrices semblent des *pièces rapportées ;* elles *ne*
sont nullement froncées, et *dépassent même le niveau*
des parties ambiantes.

Je donne des soins, comme Médecin, depuis vingt-
cinq ans, à une Fille qui, dans l'espace de sept ou huit
années, a été atteinte d'une cinquantaine de *Gangrènes*
Spontanées, dont une lui a laissé au front une Cicatrice
analogue à celles que je viens de décrire.

Si ce ne sont pas là de *véritables Régénérations* de la

Peau, je ne sais plus, je l'avoue, quels seraient les phénomènes de *Rédintégration* auxquels cette expression
devrait être appropriée.

Du reste, Samuel COOPER pense que, dans la Cicatrisation, il y a : 1° rétraction des bourgeons charnus, et
2° *formation de Nouvelle Peau* (1). Cet Auteur dit tex-
tuellement « que la Peau primitive qui environne (*la*
»*plaie avec perte de substance*)..... forme alors *des plis*
»*et des rides*, tandis que *la Peau Accidentelle et Nou-*
»*velle* est *lisse* et *brillante*. » Samuel COOPER pense
même, comme on le voit par ce qu'il dit plus bas, que
« cette rétraction empêche qu'il ne se forme *trop de Nou-*
»*velle Peau*. »

Après les plaies avec déperdition de substance, la
rétraction des bourgeons charnus devrait rendre les
Cicatrices *constamment enfoncées*, si cette théorie était
vraie. Or, ce n'est pas là ce qu'on voit toujours, et l'on
aurait d'ailleurs, dans tous les cas, de la peine à concevoir l'*élévation des bourgeons charnus au niveau de la
Peau*, dont parle Samuel COOPER, sans remarquer que ce
fait, dont il reconnaît la vérité, est précisément *inexpli-
cable par la théorie qu'il adopte* (2).

Le passage suivant que j'emprunte à BÉCLARD, une des
graves autorités que l'on puisse alléguer en pareille

(1) Dict. de Chir. Prat., trad. de l'angl. sur la 5ᵉ édit.
Paris, 1826, 2 vol. gr. in-8° T. I (*Cicatrisation*), p. 581.
(2) Ouvrage cité, *ibidem*.

matière, m'a fait penser que cet habile Anatomiste connaissait des faits analogues à ceux que j'ai moi-même observés ou indiqués.

« Toutes les fois, dit cet Auteur, que, soit par une » lésion mécanique, soit par l'effet d'une Cautérisation, » de la Gangrène ou de l'Ulcération, il y a eu destruction » des téguments et même des parties sous-jacentes, à » une profondeur plus ou moins grande, il se *produit un* » *nouveau tégument semblable* ou au moins *très-analogue* » à celui qui a été détruit, et toujours le même dans » toute son étendue, quelle que soit la diversité des » parties mises à découvert et qui doivent en être re- » vêtues (1). ». A la page 228, ce même Auteur ne craint pas de dire, toujours en parlant de la *Cicatrice :* « .... que » cette membrane constitue un *tégument nouveau très-* » *analogue* et quelquefois *tout-à-fait semblable à l'an-* » *cien.* »

Aussi, si je refuse d'adopter les idées de GALIEN quand il nie, ainsi que l'avait déjà fait HIPPOCRATE, la *Régénération du Tissu Osseux* (2), je suis forcé de me ranger du côté du Médecin de Pergame, lorsqu'il signale comme un fait démontré la *Régénération des Chairs*, mais, je m'explique, en tant qu'elle se rapporte à *la Peau* et à presque toutes les autres parties molles, mais nullement au Tissu Musculaire (3).

(1) Ouvrage cité, p. 227.
(2) *Vid.* Aphor., Sect. vi, 19.
(3) Cette exception semble devoir bientôt s'effacer : des

D'après ce que nous avons vu, M. LORDAT, les personnes que j'ai nommées ci-dessus et moi, nous sommes donc restés convaincus que l'enveloppe humaine a cela de commun avec un habit, qu'une déperdition de substance peut se restaurer, chez l'une et l'autre, de deux manières bien distinctes.

La Nature et le Tailleur réparent, en effet, les tissus qui sont respectivement de leur ressort, soit en rapprochant jusqu'à les mettre en contact un grand nombre de points de l'ouverture, qui devient souvent alors le siége d'un enfoncement et toujours celui de plis convergents vers le centre ; soit en rapportant une pièce qui, malgré le soin que s'est donné l'ouvrier, n'est jamais assez rigoureusement semblable et assez finement liée avec le reste de l'étoffe, pour que l'on ne puisse pas toujours l'en distinguer, *quoiqu'elle ne présente alors ni froncements, ni défauts de niveau.*

Du reste, pour donner plus de poids à cette manière de voir, je pourrais citer en sa faveur BARTHOLIN, HALLER, GEHLER, BLUMENBACH, VIGAROUS, SOEMMERRING, WALTER, BARTHEZ, BÉCLARD, LOBSTEIN, DELPECH, BOYER, DUPUYTREN, et une foule d'autres Auteurs des plus recommandables parmi nos devanciers, auxquels je joindrais, si l'on voulait, des autorités contemporaines justement considérées, telles que MM. MAUNOIR (de Genève), SERNIN (de Narbonne), Samuel COOPER,

Physiologistes de nos jours admettent la *Régénération* même dans le *Tissu Fibreux Musculaire....*

CRUVEILHIER (1) et un grand nombre d'autres qu'il serait trop long d'énumérer.

Mais qu'on ne s'y trompe point : je ne nie pas que bien des Cicatrices ne puissent se former sans une véritable *Régénération ;* je soutiens que, dans quelques circonstances *peu communes*, mais qui très-probablement le seraient bien moins si l'on observait mieux, la *Régénération de la Peau* est *réelle*, et *si évidente* que, quand on rencontre des faits analogues à ceux que j'ai signalés, on n'a besoin que de ses propres yeux pour s'en convaincre. DUPUYTREN serait allé beaucoup plus loin que je ne puis aller moi-même, si, dans sa manière de considérer le sujet dont il s'agit, il avait dépassé les limites que je viens d'assigner à ma pensée.

Quant à l'Auteur de l'article *Régénération* du *Dictionnaire des Sciences Médicales*, *en* 60 *volumes*, il aurait dû au moins nier la réalité de ce phénomène, en n'employant que des expressions dont on ne pût pas faire des armes susceptibles d'être dirigées contre lui.

» Il est probable, dit-il (2), que, si la Régénération » avait lieu, le *travail de la Cicatrisation en serait ex-* » *trêmement gêné*, et qu'il en *résulterait* des *difformités* » *quelquefois considérables* (3). » On peut répondre à

(1) On verra ci-après, dans la discussion du *Rapport de l'Académie Royale de Médecine*, les raisons qui m'ont autorisé à citer en ce lieu M. le Professeur CRUVEILHIER.

(2) Article *Régénération*, p. 542.

(3) On dirait que cette idée lui a été suggérée par

cela que c'est précisément ce qui arrive plus d'une fois dans les cas qui nous occupent, à l'imitation, ce semble, de ce qui se passe assez fréquemment dans les Os , à l'occasion de leurs Fractures. Qui ne sait, en effet, que quand on ne déprime pas convenablement les chairs baveuses d'une plaie qui suppure, la Cicatrice qui se forme par la suite présente souvent des *saillies irrégulières* et des *tubercules*, *au lieu d'un enfoncement ?* Qui ne sait surtout, qu'à l'occasion d'une fracture, il s'est formé quelquefois des Cals si volumineux, que d'habiles Chirurgiens, tels que Vigarous entre autres, se sont crus dans l'obligation d'avoir recours à la gouge et au maillet, pour rétablir les dimensions, la régularité des formes et le degré de consistance qui caractérisent l'État Normal (1) ?

On a prétendu, afin d'être à même de combattre avec plus d'avantage l'idée des *Régénérations*, que les *Chairs baveuses* et les *Cals exubérants* n'étaient que des *gonflements pathologiques*..... Mais cette explication ne peut paraître spécieuse qu'à ceux qui auraient tout-à-fait oublié qu'il existe des *Cicatrices tuberculeuses*, des *Cicatrices avec saillie au-dessus du niveau des parties ambiantes,*

Bertrandi, qui s'exprime ainsi qu'il suit : « Mais, si une » telle reproduction était possible, pourquoi ces parties « *ne deviendraient-elles pas plus grandes, et ne passeraient-* « *elles pas le niveau des organes mêmes* (*). »

(1) OEuvr. de Chirurg. Prat. civ. et milit. Montpellier, 1812, in-8°, p. 107.

(*) Mém. de l'Acad. Roy. de Chir , T. v, p. 159.

dans toute leur étendue, ayant au moins autant et souvent plus de consistance que la Peau Normale ; et surtout qu'un grand nombre d'Observateurs ont vu des *Cals* d'un *volume excessif* et d'une *consistance éburnée*.

Selon Delpech , la Cicatrice qu'il appelle *Inodule* est le produit de la transformation qu'éprouve la *Membrane Puogénique*, qu'il croyait avoir découverte, quoique Bichat, qui l'avait très-bien décrite (1) , ne fût pas lui-même le seul qui en eût parlé long-temps avant ce Professeur (2).

(1) » J'ai fait, dit cet Auteur, une large plaie sur un ani-
» mal, et je lui ai laissé parcourir ses premières périodes ;
» l'animal a ensuite été tué : c'était un Chien. J'ai *enlevé*
» *la portion de chair sur laquelle les bourgeons charnus*
» *s'étaient développés ;* je l'ai distendue par un corps
» saillant, placé du *côté opposé des bourgeons,* de *manière*
» *à rendre la surface bourgeonnée très-convexe, de concave*
» *qu'elle était :* les *tubercules se sont alors effacés,* la *pelli-*
» *cule provisoire* tiraillée est *devenue très-sensible :* on l'au_
» rait prise pour une *Membrane Séreuse* enflammée (*). »

(2) » J'ai établi, dit Lobstein, dans la classification des
» tissus accidentellement développés, un *Tissu Puogénique.*
» Ce tissu, *découvert par* Hunter admis par MM. Dupuy-
» tren et Béclard et par d'autres Anatomistes, se présente
» sous la forme d'une Membrane molle, fongueuse et
» *très-vasculeuse,* etc. (**). »

Everard Home pense aussi « que, dans l'Inflammation ,
» il se forme un *tissu vasculaire*, avant la formation du pus,
» dans le *tissu cutané* (***). » Mais on lit plus bas, dans le
même article, que « M. Thomson est cependant porté à

(*) Bichat , Encyclop. des Scienc. Méd. (Anat. et Physiol.), T. iii, p. 69.
(**) Ouv. cit., T. i, p. 212 et 513.
(***) Voy. Samuel Cooper , ouv. cit., T. ii (*Suppuration*), p. 423.

Ce n'est ici le lieu, ni d'examiner en détail cette théorie, ni de rechercher si dans les expressions *Membrane Puogénique*, *Inodule*, il y a autre chose que des *dénominations nouvelles*, employées pour désigner des phénomènes morbides depuis long-temps parfaitement connus. Les réflexions historiques ou critiques liées à cet objet, et dont quelques-unes ont été déjà énoncées, pourraient d'ailleurs très-bien être complétées, soit ici, soit dans d'autres circonstances, sans prétendre pour cela diminuer en rien le mérite du Professeur de Montpellier sous d'autres rapports. L'application qu'il a faite des idées qu'on avait sur la contraction permanente des grandes Cicatrices *Communes*, à l'Etiologie, au Diagnostic et à la Thérapeutique d'un bon nombre de Déviations de la Colonne Vertébrale et du Thorax (1), seront toujours aussi ingénieuses que solides et utiles. Il suffit pour le moment de faire

» *croire* qu'il *ne se forme aucune trame vasculaire* dans
» l'inflammation des membranes muqueuses.... »

Toutes ces opinions ne sont, comme on le voit, que des *articles de foi*, que peut avantageusement contrebalancer et neutraliser une *foi inverse tout aussi raisonnable*. Attendons encore que celles de ces idées qui jusqu'à ce jour appartiennent à la Partie *Conjecturale* de la Médecine, aient été renforcées et assez convenablement élaborées par des travaux et des faits nouveaux : ce sera seulement alors qu'elles devront être irrévocablement admises dans la Partie *Immuable* ou *Pérenne* de la Science.

(1) Voy. l'ouvrage intitulé : *De l'Orthomorphie par rapport à l'Espèce Humaine*, etc. Paris, 1829, 2 vol. in-8° et atlas in-f°.

remarquer que DELPECH regardait les Cicatrices comme
des corps de *Nouvelle Formation*, comme des *Organes
Nouveaux* (1).

D'après M. BRESCHET, les phénomènes qui constituent
la *Cicatrice* et le *Cal*, sont le résultat, non pas d'une *Régénération*, mais bien d'une *Création Nouvelle* (2); c'est
par l'intermédiaire d'une *matière organisante*, dit-il,
que tout cela se fait.

Cette autre manière de voir est encore, en définitive,
absolument celle que je soutiens, quoiqu'elle paraisse
différente : il n'est pas un seul des Auteurs favorables à
la *Régénération* des Tissus, qui n'admette que la *Cicatrice*
et le *Cal* passent par les conditions qu'ils ont subies lors
de leur première formation. Eh ! qui ne sait que le corps

(1) Précis Elémentaire des Maladies Réputées Chirurgi-
cales. Paris, 1816, in-8°, T. III, p. 602.

(2) MM. les Professeurs DUBRUEIL et LALLEMAND regardent aussi la Cicatrice comme un Organe *Nouveau*. « Le
» mot *Cal*, dit le Professeur DUBRUEIL (*), est synonyme
» de *Cicatrice Osseuse*; celle-ci est un *Nouvel Organe* partici-
» pant à la vie générale ; elle est donc passible de mala-
» dies; en d'autres termes, il existe une Physiologie et
» une Pathologie du Cal. »

« ..... Ces matériaux *Nouveaux*, dit le Professeur LAL-
» LEMAND, en décrivant la formation de la Cicatrice (**),
» se sont *comme identifiés* avec le *réseau vivant qui les
» enveloppait......* »

(*) *Voy.* FRANC, Thèse de Concours pour l'Agrég. Montpellier, 1856, in-4°, p. 17.
(**) *Id.*, Thèse citée, pag. 12.

humain tout entier a commencé par n'être qu'un peu de *mucus ?*

Quant à cette *matière organisante* (1) , qui n'est autre que celle que HALLER, DETHLEEF, PETIT, FOUGEROUX et tant d'autres avaient signalée, et que des auteurs plus récents ont souvent appelée *lymphe coagulable* (2) , elle aurait peut-être paru à M. BRESCHET *moins analogue* et moins *souvent parfaitement identique, considérée dans ses phénomènes*, s'il n'avait pas perdu de vue qu'elle ne manque jamais de prendre l'organisation de l'Os ou de la Peau, *selon qu'il est plus avantageux* qu'elle se *trans-*

(1) LOBSTEIN l'appelle *euplastique*, par opposition à une autre matière qui, dit-il, a précisément des *propriétés contraires.*

(2) D'après MM. GENDRIN et BARRUEL, la *lymphe coagulable* est composée principalement d'*albumine* et de *fibrine.* « C'est ainsi qu'elle se présente, *morte*, à l'analyse de la »Chimie ; mais comment reconnaître et apprécier ses pro- »priétés vitales ? » dit avec raison LOBSTEIN (*). — Toutes les fois que cet Auteur veut se rendre raison de la forma- tion des tissus analogues à ceux qui existaient déjà et qu'il appelle *homœoplastiques*, c'est-à-dire, quand il veut expliquer les *Régénérations*, il désigne une *matière animale organisable* comme les produisant sous l'influence de la *Force Vitale.*

Du reste, d'après les recherches de M. LASSAIGNE, cette *lymphe coagulable* ne serait point *albumineuse*, comme on l'avait crue auparavant ; elle ne serait autre chose que de la *fibrine du sang* (**).

(*) Ouvr. cit., T. 1, p. 364.
(**) Voy. Dict. de Méd. 2ᵉ édit., art. *Cicatrice*, par M. S. LAUGIER, p. 570.

forme, ou qu'elle *devienne*, si l'on veut, *l'un ou l'autre de ces organes.*

Quoique S. Cooper avance, de concert avec beaucoup d'autres Auteurs, que le *Tissu des Cicatrices* est plus disposé à l'*Ulcération* que la *Peau Primitive*, je serais assez disposé à penser le contraire d'après la considération du petit nombre de faits que j'ai observés, au moins pour ce qui concerne les *Régénérations réelles.*

Je reconnais cependant que l'analogie est en faveur de l'idée exprimée par S. Cooper, quand il s'agit, non des *Régénérations*, mais bien des *Cicatrices Ordinaires.* Il pourrait se faire, véritablement, que, sous l'influence d'une Diathèse, les *Cicatrices* fussent plus disposées à l'*Ulcération*, comme, sous l'influence du Scorbut, les soudures régulières de fragments d'Os, c'est-à-dire, les *Cals* ordinaires, sont eux-mêmes plus disposés à se dissoudre que le tissu du reste de ces organes, ainsi que l'Amiral Anson l'avait lui-même observé dans son Voyage autour du Monde (1). Mais il convient d'ajouter des faits nouveaux à ceux que l'on connaît déjà, pour avoir des idées bien arrêtées sur cet objet.

M. Lugol a fait une remarque curieuse qui m'a paru digne d'être signalée en ce lieu. Il a vu quelquefois *d'anciennes Cicatrices, inégales, raboteuses,* ramenées par l'emploi de l'Iode au niveau de la Peau. Ne serait-il pas très-remarquable que cette substance agît sur des Cica-

(1) *Voyage autour du Monde*, trad. par Richard Walter. Amsterd., et Leips., 1751, in-4°, fig., p. 84.

trices qui paraissent avoir dû être de véritables *Régéné-*
rations , comme elle agit sur certains corps qui sont évidemment de nouvelle formation , tels que les Tubercules ?

Du reste, Béclard a très-bien constaté que Camper
avait été dans l'erreur lorsqu'il avait avancé que les Cicatrices étaient constamment blanches chez les Nègres. J'ai
eu moi-même l'occasion de me convaincre, *chez quel-*
ques sujets , que la couleur des Cicatrices ne différait ,
chez eux , que d'une manière assez peu sensible d'avec
le reste de la Peau (1).

VIII. Si nous examinons maintenant ce qui se passe
dans les *Membranes Muqueuses* et *Séreuses*, nous serons
forcés de convenir que la *Régénération des Tissus* est
encore ici plus évidente qu'ailleurs.

« La Membrane Muqueuse, dit Béclard , a une *force*
» *de formation très-développée ;* quand elle a été détruite,
» *elle se reproduit promptement et avec tous les carac-*
» *tères du tissu naturel* (2). »

Voici comment s'expriment MM. Bayle et Hollard

(1) La couleur des Cicatrices présente assez de varia-
tions chez les Nègres. Leurs Cicatrices , ordinairement de
la couleur du reste de la Peau , sont quelquefois *blanches*
comme l'avait vu Camper , et comme l'avait observé aussi
Hunter, chez un vieux Nègre qui avait été blessé dans sa
jeunesse; mais dans quelques circonstances, qui parai-
traient plus rares , elles sont aussi *plus noires que la Peau,*
d'après ce qu'ont observé Hunter lui-même et Thomson (*).

(2) Ouvr. cit., p. 258.

(*) *Voy.* les Traités de ces deux Auteurs sur l'Inflammation.

dans leur Manuel d'Anatomie-Générale (1), en parlant des *Membranes Séreuses :* « Les solutions de continuité de ces » organes sont suivies d'une Cicatrice Linéaire presque » imperceptible lorsque la réunion est immédiate, et de » la *formation d'une Nouvelle Portion de Membrane* » *Séreuse lorsqu'on n'a pu réunir immédiatement les* » *bords de la plaie :* cette Portion reste toujours plus » mince, plus extensible que le reste de la Membrane. »

IX. Quand on a admis une fois qu'il y a *Régénération* réelle dans la production des Cicatrices, lorsqu'on sait surtout que ces reproductions sont *susceptibles d'être injectées*, il faut bien nécessairement reconnaître que la *Régénération des Vaisseaux Capillaires n'est point une Chimère*.

La formation de Vaisseaux Capillaires dans les brides anormales que l'on rencontre entre les Plèvres, entre les feuillets du Péritoine et entre les parois des Synoviales, des articulations diarthrodiales et ginglymoïdales, aurait dû faire pressentir de bonne heure la possibilité d'une pareille *Régénération*.

Je ne doute pas le moins du monde que l'ablation des Cicatrices et de quelqu'une des brides inter-séreuses ou inter-synoviales dont il a été question, lorsque cette opération est praticable, ne puisse être suivie de la *Régénération* d'autres brides et d'autres Cicatrices, dans lesquelles ramperaient encore de Nouveaux Vais-

(1) Paris, 1827, in-18, p. 77.

seaux (1), non-seulement Artériels , mais encore *Vei-neux* (2) et *Lymphatiques*.

(1) On peut voir, dans la bonne *Thèse de Concours pour l'Agrégation* (année 1835-1836) de M. F.-G.-L. Lafosse (p. 17 et 18), un fait très-remarquable recueilli par Dupuy-tren, attestant que la destruction d'une Cicatrice même étendue peut être suivie de sa Régénération.

(2) » L'existence de Vaisseaux Nouveaux , dans les » Cicatrices , a reçu une démonstration sans réplique des » expériences de Parry, d'Ebel , de Schoensberg , de » Foerster, de Zuber et de Manec (*). »

« Toutefois, dit Lobstein, ces vaisseaux se développent » aussi *indépendamment de l'action des vaisseaux préexis-* » *tants , et par la seule force de la Vie*, dans la masse coa- » gulée : les taches sanguines observées au centr█le la » lymphe plastique, phénomène qui rappelle ce█ a » lieu dans l'œuf incubé ; l'impossibilité de faire p█er » le mercure dans les vaisseaux de nouvelle formation , » en l'injectant dans les vaisseaux primitifs (**) ; ces faits , » dis-je, ne démontrent-ils pas que les premiers sont le » produit d'une *génération spontanée , d'une véritable* » *épigénèse* (***)? »

Dans quelques circonstances, ces Vaisseaux de Nouvelle Formation se développent, pour ainsi dire, sous les yeux de l'Expérimentateur (****).

On sait du reste, depuis assez de temps, que les Vaisseaux de Nouvelle Formation ne tardent pas à devenir continus avec ceux qui existaient déjà, d'après les observations de Monro et de Soemmerring , entre autres, vérifiées par Lobstein.

(*) S. Laugier, art. *Cicatrice* cité , p. 571.
(**) *Voy.* Gendrin, Hist. anatom. des inflammations, T. ii, § 1555, p. 591.
(***) Lobstein, ouv. cit., T. i, p. 500, § 556.
(****) *Voy.* Lobstein, ouv. cit. , T. i, p. 522.

Quelques faits rares et curieux, mais qui malheureusement ne sont point assez circonstanciés, tendraient à
faire penser que des *Veines* dont on avait fait l'excision
se sont ensuite *régénérées*. D'après un passage du *Me-*
thodus medendi de GALIEN (*Lib.* xiv), ce Médecin, si
justement célèbre, aurait recueilli des observations de ce
genre. LE JUIF, Chirurgien de Paris, dit aussi avoir vu une
Veine de la tête se *régénérer*, après avoir été excisée,
à l'occasion d'une application de Trépan (1) « *Venas*,
» dit aussi Paul DE SORBAIT, post maximum ulcus in
» mendico observavi *regeneratas*, forsàn per medium hete-
» rogeneum (2).» Pierre DE CASTRO, célèbre Archiâtre de
Mantoue, a vu des *Régénérations* de Veines qui *diffé-*
ra *peu des Veines Normales :* elles étaient *velut*
in *is ulceribus caro* (3).

X. Il est facile de reconnaître la Régénération de la
Substance Nerveuse chez quelques animaux à sang froid et
quelques Reptiles, tels que la Salamandre, par exemple,
chez lesquels les pattes et la queue repoussent après avoir
été amputées. Aux autorités de CRUIKSHANK, d'HAIGH-
TON, de FONTANA, de MICHAELIS, de SPALLANZANI, de
MONRO, de MEYER, que je pourrais citer à l'appui de

(1) *Vid.* Petr. BORELLI *Historiar. et Observat. Medico-*
physic. Centur. quatuor. Francofurt. 1670 *in-16; Cent* 2.
Obs. xviii, *p.* 125.

(2) Vid. *Ephem. Nat. Curios.* Decur. 1, ann. ii, Obs. 15.
(3) Vid. *Ephem., etc.. ibid.* p. 52.

cette assertion, il me serait facile d'en ajouter encore bien d'autres (1).

« D'après Rudolphi, cité par Burdach (2), le *Nerf de* » *la patte* régénérée *d'une Salamandre était tellement* » *semblable à celui de la portion demeurée intacte,* » qu'on ne pouvait apercevoir entre eux aucun signe de » démarcation. »

Mais il n'en est pas de même lorsqu'il s'agit d'animaux appartenant à des classes supérieures, et surtout de l'Homme. Ce qu'il y a eu long-temps de plus sage a été d'attendre que l'on eût recueilli et groupé des faits nouveaux en assez grand nombre, afin d'être plus à même qu'on ne l'était de se prononcer avec assurance, soit pour l'affirmative, soit pour la négative, sur une pareille question.

Des Auteurs de beaucoup de mérite, parmi lesquels on remarque Arnemann, nient formellement la *Régénération des Nerfs.*

D'autres, parmi lesquels se trouvent MM. Bayle et

(1) « Les Polypes, les Actinies reproduisent les tenta- » cules qu'on leur retranche ; les Astéries réparent les » rayons qui leur sont enlevés ; les Crustacés ont la » faculté de régénérer leurs pieds, lorsqu'ils les ont per- » dus ; les Salamandres Aquatiques reproduisent *plusieurs* » *fois* un *membre coupé,* et *quelquefois un doigt de plus.* La » queue des Sauriens repousse également, quoique un peu » différente de celle qui existe naturellement (*). »

(2) Traité de Physiologie, T. VIII, p. 287.

(*) Lobstein, ouvrage cité, T. i, p. 565 et 566.

HOLLARD, nous disent que la réunion par première intention s'opère dans la Moelle et dans le Cerveau comme
dans les autres organes, et, en cela, ils ne font qu'affirmer ce que chacun de nous a été à portée de voir ; mais
ils ne craignent pas d'avancer, en outre, que les pertes
de substance de ces organes sont remplacées par la *production de tissus nouveaux, analogues à ceux* que des
blessures avaient *entièrement détachés* (1).

Voici comment s'expriment les mêmes Auteurs à l'occasion de la réunion des deux bouts d'un Nerf coupé en
travers : «Dans ce travail, *il paraît y avoir Régénération
» de la Partie Médullaire du Nerf*, et plusieurs Observa-
» teurs disent *avoir suivi les filets de celui-ci dans l'in-
» térieur de la Cicatrice. Ce qui prouve encore ce fait*,
» c'est que cette dernière *acquiert la faculté conductrice
» des organes dont il s'agit*, et que, soumise à l'action
» de l'acide nitrique, loin d'être détruite, *elle prend plus
» de consistance*, comme il arrive en pareil cas à la Sub-
» stance Nerveuse. Le rétablissement des fonctions de la
» partie du Nerf séparée du centre n'a pas lieu lorsque,
» l'écartement des bouts ayant été plus considérable, la
» réunion ne s'est faite que par le moyen d'une sub-
» stance purement celluleuse. En échange, *si l'écarte-
» ment est nul* ou *peu sensible, l'action de transmission
» peut avoir lieu* jusqu'à un certain point d'une partie
» à l'autre du Nerf, *dès l'instant de la division* (2). »

(1) Ouvrage cité, p. 189.
(2) P. 205 et 206.

Les expériences d'HAIGHTON, tout ingénieuses qu'elles sont, ont cessé de paraître une démonstration complète de la *Régénération de la Substance Nerveuse*, du moment qu'il a été constaté que l'influx nerveux n'exigeait pas toujours pour sa transmission la continuité d'un tissu identique.

Les Observations, chaque année plus nombreuses, de parties du Corps Humain entièrement détachées qui, remises en place, ont parfaitement repris, rendent les Régénérations des Nerfs plus faciles à concevoir. La foi ou la croyance négative de MM. BÉGIN, ROCHE et SANSON, doit s'anéantir ici, devant la science de ceux qui ont pu voir et constater, quand surtout il s'agit d'Observateurs tels que GARENGEOT, PERCY, Astley COOPER, et de MM. TAILLEFER, GORSE, Jules CLOQUET, HURTADO, PIORRY, VELPEAU, W. BALFOUR, etc.

A l'occasion d'une Névralgie Brachiale du Nerf Cubital, DELPECH excise une portion de ce Nerf, *d'un pouce d'étendue :* cinq ans après, *la continuité s'était rétablie et l'ancienne douleur avait reparu.*

Quand les Nerfs ont été divisés, sans perte de substance, le sentiment et le mouvement se rétablissent dans moins de temps.

DUPUYTREN a vu deux cas de ce genre. Dans un de ces cas, après la section du Nerf Radial par un instrument tranchant, le sentiment et le mouvement se sont rétablis dans les parties paralysées, *au bout de deux ans.*

D'après **M. Sédillot**, les expériences faites par M. Descot, sous les yeux de Béclard, sont en faveur de ce sentiment, *dans le cas de simple division* (1).

Meyer avait déjà reconnu, par des expériences chimiques bien faites, non-seulement que la Cicatrice des Nerfs prenait l'*apparence* de ces organes, mais encore qu'elle présentait une *contexture semblable à la leur*, lorsque d'autres expériences, on ne peut plus satisfaisantes, que Béclard et Prévost ont ajoutées à celles de Cruikshank et de Haighton, ont complété un plaidoyer victorieux, ce me semble, en faveur de la *Régénération même des Nerfs*, chez certains animaux.

D'après les expériences du Docteur Prévost, il n'est pas permis, en effet, de révoquer en doute la *Régénération de la propre substance des Nerfs*, au moins chez les *Chats*, qui sont les animaux sur lesquels ces expériences ont été faites (2).

(1) Voy. Lafosse, *Thèse de Concours pour l'Agrégation* (1855-56), p. 46.

(2) Après avoir enlevé une partie du Nerf Pneumogastrique, longue d'environ six millimètres, examinant attentivement les troncs nerveux divisés, il a trouvé « que »les deux portions du Pneumo-gastrique gauche étaient »unies l'une à l'autre par un renflement dur, blanchâtre, »sur lequel le névrilème paraissait bien plus épais que »partout ailleurs. Après avoir enlevé avec soin le névri-»lème grossier qui en formait la couche la plus externe, »et avoir comprimé le reste entre deux lames de verre, »*on vit distinctement, à l'aide d'un microscope, les filets du*

D

Mais, il faut le dire, les analogies fournies par l'Anatomie-Comparée sont si fréquemment trompeuses, que
l'on ne connaîtra bien le véritable état des choses, *dans
l'Espèce Humaine*, que lorsqu'on aura pu recueillir un
certain nombre de faits directs.

XI. Quant au tissu propre des Glandes, je ne connais
pas un seul fait qui prouve qu'il ait jamais pu être régénéré. Les Observateurs les plus recommandables ont toujours vu se former, à l'occasion de simples blessures,
et surtout de déperditions de substance plus ou moins
étendues de ces organes, des brides d'une nature fibreuse,
ou bien, ce qui arrive peut-être encore plus souvent, des
défauts de Cicatrice donnant lieu à des fistules, la plupart
du temps fort difficiles à guérir, et dans plus d'un cas,
malheureusement, tout-à-fait incurables (1).

XII. Pour ce qui concerne les *Régénérations* des *Membranes Muqueuses* et du *Tissu-Cellulaire*, il n'est plus
permis de les révoquer en doute.

»*tronc nerveux supérieur se prolonger dans le tronc inférieur*
»*au travers de la substance interposée* (*). »

(1) « § 494. Le tissu glanduleux *ne se produit point*
»*accidentellement*, dit BÉCLARD (**). Quand il est *entamé*, les
»*racines ou le tronc du conduit excréteur étant divisés*, la
»*matière sécrétée est versée dans la plaie* qui a beaucoup
»de tendance à devenir et à rester fistuleuse. »

(*) *Voy.* Biblioth. Univers., etc., de Genève (janvier 1827); et Journal des
Progr., etc., T. iv, p. 266.
(**) BÉCLARD, ouv. cit. p. 398.

Il sera bon seulement de se souvenir, relativement aux *déperditions de substance des Membranes Muqueuses*, que ces membranes, ainsi altérées, ont alors cela de commun avec la Peau, que c'est *dans le plus petit nombre des cas*, que les Cicatrices, dont elles deviennent le siége, sont le résultat d'une véritable *Régénération*. Ceci est d'une haute importance pratique, à cause de l'application qui doit en être faite au traitement des Rétrécissements de l'Urètre.

Sans parler de la difficulté extrême, pour ne pas dire de l'impossibilité, d'attaquer tel ou tel point de l'Urètre (1), et surtout de l'impossibilité *évidente*, d'attaquer ce point par un caustique dont on ait le pouvoir de borner l'effet comme on le voudrait; sans rien dire du danger qui accompagne ces cautérisations faites à des profondeurs considérables, qui ont produit souvent les accidents les plus graves et quelquefois même la mort (2); sans faire

(1) « Je soutiens, dit M. le Professeur SERRE, qu'alors » même que l'on voudrait ne cautériser qu'un point déter- » miné du canal, *la chose est impossible;* j'en ai donné la » preuve presque en commençant (*). »

(2) M. DUCROS jeune, frère d'un des Praticiens les plus recommandables de Marseille, m'a assuré, il y a plus de six ans, que le traitement des Rétrécissements de l'Urètre, par la cautérisation, était généralement abandonné dans cette ville, depuis que des insuccès nombreux, et surtout des événements *funestes*, avaient fait connaître tout le danger de cette méthode.

(*) Mém. sur l'efficacité des injections avec le nitrate d'argent cristallisé, dans le traitement des Écoulements Anciens et Récents de l'Urètre. Paris et Montpellier 1835, in-8., p. 57.

sentir ici combien on est injuste envers la méthode par la dilatation progressive , à l'aide des bougies de gomme élastique , lors surtout que l'on sent l'indispensable nécessité de soutenir, par ces bougies, la formation des cicatrices qui suivent les cautérisations (1) : il est aisé de comprendre que c'est des idées que l'on se fait, d'une part, des *Régénérations* , et de l'autre, des *Cicatrices Communes* de la Membrane Muqueuse de l'Urètre, après des déperditions de substance de cette partie, que doivent dépendre alors et le choix de la méthode thérapeutique et le succès du traitement.

A moins qu'il n'y ait *Régénération* , ce qui , comme on l'a déjà dit, n'arrive pas ordinairement, la Cicatrice du Canal de l'Urètre, succédant à une déperdition de substance de la Muqueuse, doit nécessairement donner lieu à un Rétrécissement, qui est bien plus considérable encore, quand le Tissu Sous-Muqueux a été lui-même simultanément atteint (2).

(1) *Voy.* la Onzième Observation rapportée par M. le Professeur SERRE (*) dans laquelle « *le malade est obligé* » *d'introduire de temps à autre une sonde pour s'opposer à* » *la reproduction du Rétrécissement.* »

(2) « J'ai toujours vu , dit M. le Professeur SERRE , que » la coarctation était produite par *l'endurcissement du Tissu* » *Cellulaire Sous-Muqueux, et non par celui de la Membrane* » *Génito-Urinaire* (**). »

Il faudrait donc, dans la méthode par la cautérisation, que le caustique agît à la manière d'un emporte-pièce,

(*) Mém. cit., p. 64.
(**) Mém. cit , p. 60.

On savait très-long-temps avant DELPECH que le tissu des *Cicatrices Ordinaires*, ou *Communes*, allait toujours en se contractant, et bridait de plus en plus les parties au milieu desquelles il se trouvait; et dans ces derniers temps surtout, on était à peu près généralement convaincu que les Coarctations de l'Urètre reconnaissaient pour cause, sinon toujours, du moins très-souvent, l'inflammation, même sans ulcération, et surtout la déperdition de substance de la Muqueuse-Urétrale. Comment ne pas penser dès-lors, même *à priori*, que les cautérisations du Canal de l'Urètre ne feraient cesser momentanément les Coarctations actuelles, que tout en devenant elles-mêmes des causes infaillibles de Rétrécissements-Consécutifs?

Il est des cas, sans contredit, dans lesquels la cautérisation est la seule méthode thérapeutique convenable; mais on doit y penser à deux fois avant de convertir ce moyen thérapeutique en Méthode-*Générale*, et à plus forte raison en *Méthode-Exclusive*.

d'abord sur la Muqueuse, malgré son état sain, et ensuite sur le Tissu Sous-Muqueux malade. N'y aurait-il pas là évidemment deux causes pour une de déformations ou Rétrécissements-Consécutifs (*)? Aussi « j'ai traité pour »mon compte, dit M. SERRE, dans la même page, plusieurs »malades qui, après avoir été soignés par les premiers »Praticiens de France, ont vu leur Rétrécissement *s'ac-* »*croître en raison directe du nombre des cautérisations qu'ils* »*avaient subies.* »

(*) *Voy.* le même Mém., p. 62.

Il y avait au moins deux bonnes raisons pour penser, *à priori*, que, dans certains cas, il s'opérait une véritable *Régénération des tissus*, après les déperditions de substance des *Membranes Muqueuses*, *Séreuses* et *Fibreuses* :

1º D'abord, la formation accidentelle de ces Membranes, *dans les points de l'Economie où il n'en existe pas normalement* (1), rendait déjà très-présumable la Régénération de ces divers organes dans d'autres circonstances ;

2º Ensuite on devait savoir que le Tissu-Cellulaire, *susceptible de se transformer en tous les autres tissus*, s'engendrait lui-même accidentellement.

Græfe est on ne peut pas plus explicite sur la *Régénération du Tissu-Cellulaire :* « E quibus jam facilè intelligi » potest, dit-il (2), *Telam Cellulosam*, quasi infimæ » conditionis partem, præ cæteris perfectè regenerari... »

« Le Tissu-Cellulaire, dit le Professeur Estor (3), » peut être le siége de presque toutes les lésions organiques, et *il est parfois produit accidentellement*, » comme on le remarque surtout dans les grandes plaies » avec perte de substance. »

Puisque, d'après les observations de M. Estor, entre autres, et surtout de Béclard (4), la matière organisée

(1) *Voy.* Lobstein, Anatom. Pathol., T. I, p. 295.

(2) *Rhinoplastice, etc. Berolini* 1818, in-4º, p. 3.

(3) Cours d'Anat. Médic. Paris et Montpellier 1835, in-8º, T. I, 1ʳᵉ part., p. 81.

(4) Elém. d'Anat. Gén., p. 180.

se change en Tissu-Cellulaire, qui devient ensuite l'élé-
ment principal des autres organes, n'était-il pas naturel de
s'attendre à voir les Membranes dont il s'agit ici susceptibles de Régénération ?

XIII. 1° Il semblerait que , dans certaines circonstances, la Conjonctive a été susceptible d'une véritable
Régénération.

On lit, dans le *Bulletin de la Société de Médecine de
Gand* (1), qu'à la suite d'un *Rapport* sur un Mémoire
de M. Lutens, intitulé : *Considérations sur le traitement des Granulations Palpébrales*, le Rapporteur M.
Burggraeve *conteste* à M. Lutens *qu'il y ait, dans ce
cas, Régénération de la Membrane Muqueuse*. Mais il
me semblerait que l'idée de *similitude parfaite*, ou
d'*identité absolue*, que l'on a voulu, à tort selon moi,
regarder comme caractère de la vraie *Régénération*, a été
une cause de mal-entendu à Gand, comme elle l'avait
été déjà à l'Académie Royale de Médecine de Paris ; et
comme elle l'a été depuis au sein même de la Société de
Médecine-Pratique de Montpellier.

Voici comment s'exprime M. Lutens, p. 29 : « Dans
» quelques circonstances où je fus obligé d'exciser toute
» la Conjonctive qui circonscrivait la Cornée, pour détruire
» les nombreux vaisseaux capillaires dilatés et rampant
» sur la surface, j'ai *observé constamment, qu'il se
» formait, sur la Sclérotique, un suintement* qui, *en*

(1) N° de Février 1857, p. 28.

» s'épaississant , constituait la trame d'un nouveau
» tissu, revêtait insensiblement la forme d'une Nouvelle
» Muqueuse, et ne laissait pas voir la moindre trace
» d'une cicatrisation. »

M. Burggraeve reconnaît bien qu'il y a dans ce cas
formation d'un *Corps Nouveau Inodulaire*, mais il nie
qu'il y ait *Régénération de la Conjonctive*...... Cette
Régénération est évidente ici pour moi.

11° D'après un fait consigné dans la *Gazette Médicale* (1),
le Docteur Buck aurait observé la production d'une Membrane de Nouvelle Formation remplaçant la Cornée, après
l'opération du Staphylôme.

111° Des faits bien constatés attestent que l'Œil entier
est susceptible de Régénération , chez plusieurs Espèces
plus ou moins éloignées de l'Homme , et que le Cristallin
s'est évidemment régénéré, même chez l'Homme , dans
des circonstances fort rares, à la vérité.

D'après Sprengel , Blumembach aurait fait une observation des plus curieuses : il aurait vu la *Régénération
du Cristallin et de l'Œil tout entier* chez les Salamandres (2).

(1) Année 1856 , n° 8 , p. 119 et 120.
(2) « Pisces pinnas, præsertim ani , amissas restituere,
» Sepiam brachia , Salamandras caudam , pedes , et ,
» Blumembachio observante , *ipsum Oculi Bulbum cum
» Lente Cristallinâ*, Ranas pedes , sæpenumerò compertum
» est (*). »

(*) *Institution. Medic. Physiologic.* Vol. I. Mediolan. 1816 , in 8. , p. 224-225.

MM. Cocteau, Leroy d'Etiolle, Monne fils, Gerdy,
Fodéra (1) et Middlemore (2) ont vu quelquefois le
Cristallin se reproduire chez les Mammifères auxquels ils
l'avaient extrait, quand la partie postérieure de la Capsule
Cristalline était demeurée intacte.

Dans des expériences faites expressément sur cet objet,
le Docteur Pauli, de Landau, a vu que les Cristallins
s'étaient *régénérés* sur les deux Yeux d'un vieux Chien
de chasse et d'un Taureau (3).

Mayer (4) a recueilli un fait de *Régénération du
Cristallin* chez un Lapin.

«Vrolick, dit Burdach (5), a également observé, chez
» l'homme, une *Régénération* incomplète du *Cristallin*
» après l'Opération de la Cataracte par abaissement. »

XIV. Je ne connais pas de faits bien constatés attestant que le Tissu Musculaire ait été reproduit après des
déperditions de substance qu'il aurait essuyées.

(1) Journal de Physiologie Expérimentale et Pathologique de M. Magendie. T. VII, p. 30-44.

(2) Froriep, *Notizen*. T. XXXIV, p. 302 ; cité par
Burdach. Ouv. cit. T. VIII, p. 289.

(3) Extrait du *The Britisch and For. Medical Review, July*,
1859 ; cité par Omodei : Pauli *sperienze sulla Riproduzione
della Lente Cristallina ; Annali Universali di Medicina*,
T. XCI, p. 621.

(4) Græfe et Walther, *Journal fuer Chirurgie and Au-
genheilkunde*. T. XVII, p. 551 ; cit. par Burdach, ouv. cit.
T. VIII, p. 289.

(5) Ouv. cit. *ibid.*

Je signalerai cependant en ce lieu, en attendant que d'autres observations de ce genre viennent à ma connaissance, trois faits qui seraient du plus haut intérêt, s'ils étaient authentiques. Ils ont été recueillis par WITH et rapportés par GRÆFE, dans une note de sa *Rhinoplastique*. D'après cette note, WITH aurait vu :

1º Que, chez un Enfant de 4 ans, qui avait subi l'amputation d'un bras à l'article, un *membre de 8 pouces*, de même couleur, et de même sensibilité que le bras perdu, s'était développé en ce lieu, après que la cicatrisation était complète ;

2º Que, chez un Enfant de 3 ans, ayant un Double-Pouce par l'effet d'une conformation vicieuse congénitale, le Pouce-Surnuméraire, deux fois amputé, s'était deux fois Régénéré, et portait, dans chacune de ces deux Régénérations, un *Ongle bien conformé ;*

3º Que la totalité du Gland, amputée à la Verge d'un Homme, s'était complétement Reproduite (1).

On verra, dans la Seconde Partie de ce Travail, ce qui pourrait avoir fait prendre le change, dans ce dernier cas.

XV. Il y a long-temps que l'on connaît l'existence de faits attestant que la Génération d'une Nouvelle Substance Ligamenteuse s'opérait évidemment à l'occasion de certaines Maladies-Chirurgicales. Aucun Chirurgien n'ignore dépuis bien des années, que l'espace laissé entre

(1) GRÆFE, *De Rhinoplastice, etc.; op. cit.*, p. 4, not. 2.

elles par les pièces d'un Olécrâne ou d'une Rotule fracturées, se remplit par un Tissu Nouveau de cette nature,
remplaçant ici le Cal Ordinaire dont il ne semblerait pas
que ce point du Système Osseux fût susceptible.

Mais c'est surtout de nos jours que les progrès de la
Chirurgie ont fréquemment permis de constater la *Régé-*
nération des Tendons.

« *Difficiliùs* jam Musculi, Ligamenta, *Tendines rege-*
» *nerantur*, dit Græfe (1), quamvis nonnullis quibus-
» dam exemplis, scilicet à Nannonio (2) et Baronio (3), in
» *Achillis Tendine* observatis, *sat magnas eorum partes,*
» *fortunâ cæterùm secundâ*, renasci pósse confirmetur. »

« Il importe également, dit M. le Professeur Serre (4),
» de respecter autant que possible la *gaîne celluleuse qui*
» *enveloppe le Tendon*, et qui, lorsque ce dernier est
» coupé, *forme une espèce de moule naturel*, *dans lequel*
» *viennent successivement se déposer les molécules de*
» *matière plastique*, qui, par leur réunion, sont des-
» tinées à fournir la *Portion de Tendon Nouvelle.* »

(1) *Op. cit*, p. 4.

(2) Nannoni, *Memoria sopra la Riproduzione.* In *Opusculi Scelti.* T. VIII, p. 562.

(3) Baronio, *Lettere intorno alla Riproduzione di tutto
il gran Tendine d'*Achille. In *Opusculi Scelti.* T. IX,
p. 519-520.

(4) Mémoire sur les avantages de la Section du Tendon
d'Achille dans le traitement du Pied-Equin. Montp. 1839
in-8°, p. 15 et 16.

Maintenant que j'ai fait passer en revue à mes Lecteurs un grand nombre de faits dont beaucoup sont authentiques, curieux, féconds en conséquences thérapeutiques du plus haut intérêt; maintenant qu'il leur a été démontré, je crois, qu'un des grands avantages de la Chirurgie Moderne découle de la juste idée qu'on doit se faire de la *Régénération Des Parties Molles* ou *Des Chairs*, n'importe la dénomination qu'on donne à cette restauration, pourvu qu'on s'entende bien sur son existence réelle : libre à chacun d'adopter encore, si bon lui semble, le sentiment de Louis qui lui faisait regarder « cette » *prétendue Régénération Des Chairs* comme un *Etre de* » *Raison*, et l'*un des plus pernicieux préjugés* qui se » soit *introduit dans la théorie de l'Art*, pour en altérer » la Pratique (1). »

(1) Mém. de l'Acad. Roy. de Chir., édit. in-4°. T. V, p. 133.

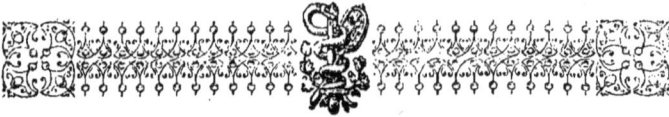

CONSIDÉRATIONS GÉNÉRALES

SUR LES LIMITES

QUE SEMBLERAIT NE DEVOIR JAMAIS DÉPASSER

LE POUVOIR RÉGÉNÉRATEUR

DANS

LES RÉDINTÉGRATIONS DU CORPS HUMAIN.

On vient de lire un Exposé rapide de l'état à peu près actuel de la Science sur les *Régénérations en général*, et *particulièrement sur les Régénérations des Tissus Mous de l'Économie Humaine :* nous passerons maintenant en revue quelques faits curieux, qui m'aideront à poser convenablement les limites de cette faculté de la vie que j'ai dénommée Pouvoir Régénérateur.

I. Il est des Observations qui tendraient à nous faire penser que certains organes mous de l'Economie Humaine, tels que : 1° la Peau, *dans une étendue très-considérable ;* 2° le *Cerveau ;* 3° la *Langue*, dans sa plus grosse portion, ou même dans sa totalité ; et enfin 4° le *Gland* et la majeure partie des corps caverneux de la Verge, avaient été quelquefois susceptibles de *Régénération*.

J'examinerai successivement, dans les quatre ordres

de faits qui viennent d'être indiqués, quelle a dû être l'influence du *Pouvoir Régénérateur* sur les Restaurations ou Rédintégrations dont il s'agit ici.

Iº Je ne puis douter, d'après les faits que j'ai moi-même observés avec des Elèves, des Docteurs et des Professeurs tous très-recommandables, que des portions peu étendues de toute l'épaisseur du Derme n'aient été, plus d'une fois, *réellement régénérées* en totalité; mais il est aisé de sentir que plus la portion de Peau que l'on dit avoir été *régénérée* dans toute son épaisseur est considérable, plus aussi l'on doit apporter de réserve et de saine critique dans l'examen des Observations qui ont de pareilles Rédintégrations pour sujet, et surtout dans l'adoption des conclusions qui doivent en être rigoureusement déduites, et qui sont destinées à être plus tard converties en *Idées Principes*, en *Dogmes*.

On trouve, parmi les Observations curieuses de MARCHETTIS, un fait emprunté à CORTESI, que le célèbre Chirurgien de Padoue regarde comme une preuve de la *Régénération d'une grande étendue de cuir chevelu*, dans laquelle se trouvaient aussi de *nouveaux Cheveux* (1).

---

(1) « *Cutis capitis, ursi unguibus cum pericranio, ad* » *suturam usque lambdoïdem descerpta, sanata*, succres-» cente in ejus vicem alio tegmine illi analogo, cum » capillis. *Cortesius refellitur de perforatione cranii in* » *suturis.* » (Petr. de MARCHETTIS, *Sylloge Observationum medico - chirurgicarum rariorum. Londini* 1729, *in-*8º, *Obs.* XVI.)

Dans ses Cours de Physiologie à la Faculté de Médecine, M. LORDAT a eu cité plusieurs fois, comme un
exemple très-remarquable d'effort médicateur de la nature, ce qui se passa chez un Nègre qui avait voulu se
suicider en se donnant un coup de couteau dans le ventre.
La grande blessure occasionnée par ce coup eut pour
résultat la sortie d'une anse intestinale. Le Nègre,
déterminé à mourir, n'ayant voulu laisser ni panser la
blessure, ni réduire les parties herniées, on vit alors
l'anse intestinale *se couvrir peu à peu d'une Peau* qui
semblerait n'avoir dû être que de *nouvelle formation*.

L'Observation concernant la *Régénération d'un Scrotum gangrené*, communiquée par HOLTZEM à FABRICE de
Hilden (1), et les faits analogues consignés par FABRICE
de Hilden dans sa réponse à la lettre de HOLTZEM (2), ne
sont point décrits avec assez de détails et de précision,
pour que l'on doive absolument regarder comme de véritables *Régénérations* les cicatrices qui ont suivi la chute
des parties gangrenées.

A plus forte raison doit-on penser de la même manière
relativement à la *Régénération du nouveau Scrotum
recouvrant les testicules*, et de la *nouvelle Peau qui a
recouvert la Verge en se prolongeant jusqu'au prépuce*,
dont QUIROT, Maître en Chirurgie à Gien, a consigné la

(1) *Cent.* v, *Obs.* 66. De admirandà curatione Scroti post
gangrænam delapsi. *Francof. ad Mœn.* 1646, *in-f°, p.* 467.

(2) *Op. cit., pp.* 468 *et* 469.

description dans les *Mémoires de l'Académie Royale de Chirurgie.*

Dans le fait rapporté par MARCHETTIS et dans celui du Nègre cité par M. LORDAT, la Régénération paraît assez probable ; mais je n'en puis dire autant des Observations recueillies par HOLTZEM, FABRICE de Hilden et QUIROT. Dans ces derniers cas, la Gangrène comprenant même de l'épaisseur du Derme, au lieu d'être superficielle, la facilité avec laquelle les portions restantes du Scrotum seraient susceptibles de rapprochement pourrait aisément induire en erreur, en faisant croire à une *Régénération* là où il n'y aurait que *Régénération en apparence.*

Le fait suivant me paraîtrait plus digne de foi.

Dans le Mémoire de M. AMUSSAT ayant pour titre : *Du Spasme de l'Urètre, et des obstacles véritables que l'on peut rencontrer en introduisant des instruments dans ce canal,* lu à l'Institut le 8 février 1836 et publié par la *Gazette Médicale* (1), on lit ce qui suit, à l'occasion d'un Prince Russe : « Ce malade, qui était alité, a pré- » senté un phénomène assez rare : l'urine était fétide et » s'échappait sur le *Scrotum,* qui, malgré toutes les pré- » cautions, en fut tellement imprégné, qu'il *tomba en Gan- » grène et laissa les deux testicules à découvert.* Malgré » ce fâcheux accident et une fièvre grave qui en a été la » suite, *il s'est formé un Nouveau Scrotum* (p. 99). »

IIº Quelques Observations relatives à de prétendues

(1) 1836, Nº 7, p. 97 et suiv.

Régénérations de la substance cérébrale, ne me paraissent pas non plus avoir des caractères suffisants pour
qu'on doive les adopter aveuglément.

On doit convenir que certains faits bien constatés
d'*Hypertrophie* (1), ou d'augmentation considérable de
volume du Cerveau, semblent conduire insensiblement à
l'admission d'une véritable *Régénération de la matière
cérébrale*, dans les circonstances où le Cerveau a éprouvé
de grandes déperditions de substance, *sans que la perte
d'aucune faculté intellectuelle en ait été la suite.*

Les cas d'Hypertrophie ou d'accroissement extraordi-
naire de volume du cerveau, consignés par M. Dance

(1) J'ai employé ici le mot *Hypertrophie* dans l'acception
d'*accroissement en tout sens de la substance du Cerveau.*

Je laisse indécise, en faisant toutefois des vœux pour
qu'on l'éclaircisse, la question de savoir si dans les Cœurs
et les Os hypertrophiés n'existe même alors que, soit les
fibres musculaires, soit les fibres ou lames osseuses qui
se trouvaient respectivement dans ces organes av. l'in-
vasion de cet état morbide.

Ce qui se passe dans les Os tendrait à faire penser qu'il
y a dans ces cas *accroissement de dimensions des fibres exis-
tantes*, et en outre *génération de fibres nouvelles.*

Je ne sache pas, du reste, que personne ait jamais été
à même de compter les fibres d'un organe, *avant son
Hypertrophie*, et de constater *après*, soit que le nombre
de ces fibres avait augmenté, soit qu'il était resté le même :
s'il s'agissait du Cerveau, la difficulté serait peut-être
encore plus grande que pour bien d'autres parties.

E

dans le *Répertoire d'Anatomie*, etc. (1), sont très-remar-
quables sans doute, quoiqu'ils ne soient pas les premiers
de ce genre que l'on ait publiés (2).

Mais, il est facile de le sentir, pour établir en nous
de fortes présomptions en faveur de la *Régénération de
la matière cérébrale*, dans les cas où le Cerveau aurait
éprouvé une perte de substance, il faudrait nécessairement que l'on pût attribuer l'accroissement plus ou moins
considérable du volume du Cerveau à toute autre chose
qu'à de simples boursoufflements ou expansions des
substances blanche ou grise de cet organe.

S'il était vrai que, comme le pensaient Gall et
Spurzheim, le Cerveau fût, non un organe *unique*, mais
au contraire un organe composé de plusieurs autres,
répondant chacun à chacune des principales fonctions
intellectuelles et morales, les nombreux exemples connus
de déperdition de substance cérébrale sans lésion d'aucune

(1) ꭤ ꭤ ꭤ, p. 555; et *Journal des Progrès*, etc., **T. XI**,
p. 252 et suiv.

(2) J'avais recueilli une Observation semblable à celles
de M. Dance, en 1823, sur l'enfant nouveau-né d'une Mère
de Compagnons, de la rue de la Valfère, à Montpellier.
Long-temps avant cette époque, Eschenbach en avait
publié lui-même deux analogues dans ses *Observata Ana-
tomico-Chirurgico-Medica Rariora; Rostochii* 1769, in-8°;
pp. 142 et 144 : je les ai signalées, en décrivant ensuite
le cas que j'avais moi-même observé, dans les pages 53
et 54 de mon *Mémoire sur la Diathèse Osseuse*, déjà cité.

de ces fonctions, ou avec lésion de fonctions d'abord,
mais entièrement dissipée par la suite, pourraient paraître
autant de solides arguments en faveur de la *Régénération
de la substance cérébrale perdue.* Après la perte de six
ou huit onces de matière cérébrale, si des fonctions
intellectuelles et morales, d'abord supprimées, se réta-
blissaient, il faudrait forcément admettre, en effet, que
les organes contribuant à la composition du Cerveau et
auxquels ces fonctions seraient nécessairement liées, ont
été *reproduits*, *régénérés.* Malheureusement, lorsqu'on
envisage les faits sous tous leurs points de vue, les idées
de GALL et de SPURZHEIM sur ce point ne sont certainement pas aussi satisfaisantes qu'elles pourraient l'être.

D'ailleurs, quand à la suite de grandes blessures du
crâne, compliquées de déchirures des membranes de
l'encéphale et de déperdition d'une certaine quantité de
substance cérébrale, il survient des *pertes de facultés dé-
terminées périodiques*, comment pourrait-on, avec les
seules idées de GALL et de SPURZHEIM, se rendre raison
de la *périodicité* de ces accès, en la rapportant uniquement à une *lésion anatomique permanente* qui aurait
son siége dans le Cerveau ?

Oserait-on dire, par hasard, que celui des organes
composant le Cerveau, qui manque pendant toute la
durée de l'accès, *se régénère* brusquement et *se forme
pour ainsi dire de toutes pièces, au moment où l'inter-
mission commence ?....* Il est aisé de sentir qu'il y aurait
une difficulté égale à faire ainsi brusquement *disparaître*

d'abord et *régénérer* ensuite un organe important, quel qu'il pût être.

La difficulté que présente l'interprétation des phéno-mènes morbides consécutifs des plaies du Cerveau avec perte de substance, est bien moins considérable quand ces phénomènes morbides sont continus, au lieu d'être périodiques ; et c'est aussi seulement dans des cas de ce genre que des Auteurs recommandables ont pu penser que le rétablissement des fonctions mentales, momen-tanément supprimées, était l'effet d'une *Régénération* réelle de la propre substance du Cerveau.

Il y a peu de temps que le Journal intitulé l'*Institut* (1) faisait connaître à ses Lecteurs qu'*à la suite d'une perte de matière cérébrale, un Homme, qui avait voulu se suicider d'un coup de pistolet à la région sus-orbitaire gauche, avait perdu la vue, mais nullement ses facultés intellectuelles.*

Bien plus, on a même reconnu que, dans quelques circonstances extrêmement rares, où l'ablation acciden-telle de la matière cérébrale avait eu lieu chez des sujets préalablement atteints d'un accroissement considérable du volume de l'encéphale, accompagné d'une compres-sion passive de cet organe gênant habituellement l'exer-cice des fonctions intellectuelles et morales, les grandes plaies du crâne et du Cerveau avaient pu être la cause d'un développement notable d'intelligence, de jugement et de véritable esprit. Le fait publié par le Docteur

_____

(1) *Voy.* le N° 134 de l'Année 1855.

W. Jones, de Lutterworth, dans le *The Boston Med. and Surg. Journ.*, et reproduit dans le *Journal des Progrès* (1), sous ce titre : *Perte de substance du Cerveau, suivie d'un accroissement d'activité des facultés intellectuelles*, est une preuve évidente de ce que je viens d'avancer.

D'après tout ce qui précède, on ne doit point être surpris que Béclard ait dit dans son *Anatomie-Générale* (2) : « Les plaies avec perte de substance du Cerveau, » le crâne restant entier, se guérissent par la *formation* » *d'une substance nouvelle*, molle, comme muqueuse, » qui *ne ressemble pas tout-à-fait à celle de l'organe*, et » par l'*élargissement du ventricule cérébral correspon-* » *dant.* » Je pense, malgré tout, qu'il est prudent d'attendre de nouveaux faits pour avoir des idées bien arrêtées sur cet objet.

III° La Langue est encore un des organes de l'Economie que de nombreux Observateurs ont signalés comme ayant fourni, dans plus d'une circonstance, des exemples de *vraie Régénération*. Je me contenterai, pour le moment, de faire quelques réflexions succinctes, mais précises, sur les faits que Horst, Schenck, Riolan et Ambroise Paré, entre autres, ont consignés ou mentionnés dans leurs savants écrits.

On sait, depuis bien des années, que des individus privés de la totalité de leur Langue peuvent encore parler :

(1) Tom. XVII, pag. 252.
(2) Pag. 604.

les Empereurs Honorius (1) et Justin (2) avaient déjà
fait cette remarque.

Plus de mille ans après, Grégoire Horst, de Torgau,
rendit publique une Observation qu'il avait lui-même
recueillie et qui fit beaucoup de bruit dans le monde
médical. Il disait avoir vu un Enfant atteint d'une Petite-
Vérole maligne, chez lequel la *Gangrène, frappant la
Langue, fit tomber la totalité de cet organe*, qui ensuite
*se régénéra entièrement, puisque, quelque temps après,
l'Enfant parla très-bien* (3), malgré la grave maladie qu'il
avait éprouvée.

Cette prétendue *Régénération* de la Langue, dont parlo
Horst, n'inspira pas beaucoup de confiance : ce qui le
prouve, c'est que Schenck (4), qui en a parlé dans ses
Observations, n'y a joint aucune critique, il est vrai,
mais aussi aucune expression qui pût faire penser qu'il
la regardait comme *réelle ;* et que Riolan a été aussi
prudent que Schenck, lorsqu'il l'a lui-même mentionnée
dans ses écrits.

Les *Ephémérides des Curieux de la Nature* contiennent
un fait absolument semblable à celui de Horst, et dont

(1) Vid. *Ephemerid. Natur. Curiosor.*, *Ann.* III, *pag.* 588.
(2) *In Cod. tit. de off. præf. præt. A. f.*
(3) Vid. *Centuria Problematum Medicorum. Wittebergæ,*
1610, *in-8°, p.* 555. — Vid. et. *Camerarii Syllog. Memo-
rabil. Cent.* 6. *part.* 58.
(4) *Observationum Medicarum Rariorum, Libri Septem.*
Ed. Laur. Strauss. *Francof.* 1665, *in-fol. p.* 194.

le sujet était un Enfant, de Montaigu en Poitou, âgé de
5 ou 6 ans, et nommé Pierre Durand. Quoique cet Enfant eût *perdu la totalité de sa Langue*, il avait conservé
les facultés de *parler*, de *cracher*, de *sentir le goût des
mets*, de *réunir convenablement dans la bouche les
aliments déjà mâchés*, et d'opérer la *déglutition* (1).

Dans les deux faits, l'un rapporté et l'autre observé
par Ambroise Paré, après la perte de la Langue, la parole
ne put être recouvrée qu'à l'aide d'un *corps étranger*.
Cette découverte fut même le seul effet du hasard (2).

(1) « Hoc tamen, vel prorsùs non, vel parùm obstante
» quinque actiones linguæ competentes perfectè edit, quæ
» sunt *loqui, gustare, exspuere, assumpta in ore colligere,
» deglutire*, ceu alibi dicamus. » (*Ephemerid. Natur. Cu-
» riosor. Decur.* I, *Ann.* III, *p.* 562.)

(2) *Voy.* OEuv. d'Ambroise Paré. Paris 1614, in-f° fig.,
Liv. XXIII, Ch. v, p. 896 (où se trouve la figure du *corps
étranger*) et 897; ou bien T. II, Liv. XVII, Chap. v, pp. 608
et 609. Edit. Malgaigne. Paris 1840-41, 5 vol. grand in-8°
fig. — Un Paysan, muet depuis trois ans, après avoir
perdu la totalité de la Langue, s'aperçut qu'il pouvait parler
lorsqu'il avait une espèce d'*écuelle à la bouche*. Cette découverte lui ayant suggéré l'idée de remplacer la Langue
par un *disque de bois, au moyen d'iceluy il faisait entendre
par sa parole tout ce qu'il voulait dire*. Ambroise Paré nous
apprend aussi que, plus tard, un Jeune Homme de Bourges,
auquel on avait coupé la Langue, se servit de cet instrument avec le même avantage.

Ce qui rend la chose moins étonnante , c'est qu'il est des faits récents et bien constatés qui attestent qu'après la section complète de la Langue , la parole est restée dans toute ou presque toute son intégrité, *quoiqu'on n'ait eu recours à aucun corps étranger pour obtenir ce résultat.*

« Les Médecins savent pourtant , dit le Docteur MICHA-
» LOWSKI (et les exemples s'en sont tellement multipliés ,
» depuis l'observation d'Ambroise PARÉ , qu'il est presque
» superflu d'en citer), que, malgré l'absence accidentelle
» ou congéniale de cet organe , la parole a pu exister
» presque dans toute sa netteté. Un de ces faits appartient
» à DELPECH, qui le consigna dans la *Revue Médicale*(1).
» Il enleva , pour un Cancer , la totalité de la Langue
» et n'en laissa qu'*une bande de téguments*, ayant à
» peine quelques lignes d'étendue. Quinze jours après
» l'opération , le malade *prononçait*, non pas des *sons*
» *confus* et *inintelligibles*, mais des *sons articulés* et
» *bien significatifs, même pour ceux qui n'avaient au-*
» *cune habitude des vices particuliers de sa pronon-*
» *ciation* (2). »

On doit conclure de tous ces faits , non pas que la

(1) Année 1852 , T. II, pp. de 384 à 594.
(2) *De la Parole : Essai précédé d'études sur la Voix.*
Montpellier, 1835, in-4°, pag. 51. — Cette Dissertation,
d'un Docteur devenu depuis un des Praticiens les plus
distingués de Saint-Etienne-en-Forez , fait réellement
honneur à la Faculté de Montpellier , où elle a été solen-
nellement soutenue.

Langue a été *régénérée*, mais bien plutôt que les malades
ont conservé l'usage de la parole malgré son ablation complète. C'est mal à propos que la Langue a été regardée,
ainsi qu'elle l'est vulgairement aujourd'hui même, comme
l'*organe dont la faculté de parler dépend exclusivement.*
La phonation, les lèvres, les dents, la cavité de la bouche, le voile du palais, la contraction de la glotte, etc.,
concourent trop à la formation de la parole pour qu'on
puisse avoir une pareille idée. Aussi avons-nous vu,
par les observations d'Ambroise Paré, qu'il a suffi de
remplacer la Langue *matériellement*, c'est-à-dire *sous le
rapport de son seul volume*, pour que le rétablissement
de la parole ait eu lieu ; et que, dans le fait plus sur-
prenant encore emprunté à Delpech par M. le Docteur
Michalowski, le malade a pu bien parler de bonne heure
sans qu'on ait eu recours à aucun moyen de Prothèse (1).

(1) A l'occasion des mutilations ou même de l'ablation
complète de la Langue, il m'est venu dans l'esprit quelques
questions qu'il ne sera peut-être point inutile de faire
connaître ici.

1° Il serait curieux de savoir si les pertes de substance
de cet organe pourraient être réparées à l'aide des idées
de Branca, des Boiani, de Tagliacozzo, de Græfe, de
Delpech et de MM. Amussat, Léon Labat et Serre, de Montpellier, dont on ferait une nouvelle application. Serait-il
réellement impossible de prendre, dans l'épaisseur d'une
des joues, un lambeau à l'aide duquel on *raccoutrerait* la
Langue ?

2° Pourrait-on espérer que, malgré la différence de

Il a pu souvent arriver que, dans des Petites-Véroles malignes surtout, la membrane muqueuse de la Langue, épaissie et frappée de Gangrène, ait fait croire d'abord que tout le corps de la Langue était dans les mêmes conditions, et que plus tard, quand la faculté de parler s'est rétablie, *la Langue entière* avait été *régénérée :* un peu d'attention de la part des Observateurs eût suffi pour éviter facilement cette grave erreur.

IV° Je prierai maintenant mes Lecteurs de porter toute leur attention sur les diverses circonstances d'un fait emprunté à un excellent Recueil de Médecine, fait qui est lui-même un des plus curieux de cette savante collection : je veux parler d'une Observation consignée par le Docteur JAMIÉSON dans les *Essais et Observations de la Société de Médecine d'Edimbourg* (1), et dont je vais reproduire ici les principales idées.

JAMIÉSON a vu, avec le Docteur GIBSON, un Jeune Homme atteint d'une *Gonorrhée*, c'est-à-dire d'une *Blennorrhagie syphilitique*, bientôt compliquée d'une Gangrène, qui, frappant le prépuce et tout le Gland, exigea l'amputation du corps caverneux *un peu au-dessous de cet organe.*

nature des tissus, cet organe ainsi restauré recevrait avec une docilité égale l'influence de la volonté ?

A notre époque, la Chirurgie a fait tant de progrès que, quelque difficile que soit une opération, il ne faut jamais se hâter de la déclarer *impossible.*

(1) Trad. par DEMOURS. Paris 1740-47, in-12, T. V, art. xxxvi, pp. 556 et suiv.

Au sixième jour de la maladie, ces deux Chirurgiens, ayant ôté l'appareil, aperçurent un champignon, déjà bien développé, qu'ils crurent devoir déprimer par l'emploi des cathérétiques ordinaires. Des cautérisations, soit par le nitrate d'argent fondu, soit par le précipité rouge mêlé au baume d'ARCŒUS, ayant constamment excité la fièvre, force fut de les abandonner pour se contenter d'un pansement simple.

Cette excroissance, regardée toujours comme un champignon, *s'accrut directement en avant*, et sembla vouloir boucher l'urètre; mais, vers le seizième jour, les deux Docteurs *virent, avec autant d'admiration que de surprise, une peau fine s'avançant sur la partie de cette excroissance fongueuse la plus rapprochée de la Verge*, et ils remarquèrent que le champignon, *qui se couvrit peu à peu*, prit insensiblement *la figure d'un Gland bien formé et bien proportionné*, dont l'ouverture urétrale était seulement un peu *large*.

Ce Jeune Homme, *marié deux ans après sa guérison, eut deux enfants, et ne se plaignit d'aucun défaut, pas même dans la sensation.*

Voilà le fait que JAMIÉSON et GIBSON ont regardé comme un exemple de *Régénération du Gland.*

Examinons, à notre tour, si leur raisonnement est à l'abri de tout reproche.

On peut dire d'abord, qu'en pareille matière l'Anatomie-Comparée est plus propre à nous induire en erreur qu'à nous éclairer : que deviendrait l'Homme, en effet,

si l'on allait s'imaginer qu'on peut lui couper impuné-
ment les membres, comme on le fait aux Salamandres,
aux Ecrevisses, etc. ; ou bien, le diviser en un grand
nombre de pièces pour en faire autant d'individus,
comme on le pratique, à volonté, sur le Polype d'eau
douce décrit par TREMBLEY?

Des considérations de ce genre doivent donc engager
à étudier chaque espèce d'animal en elle-même, et par
conséquent *l'Homme dans l'Homme*, si l'on veut bien le
connaître; et c'est parce que souvent cela n'a point été
fait ainsi, notamment quand il a été question d'apprécier
l'action des médicaments, en *Médecine Humaine*, que
la plupart des *Matières-Médicales*, pour ne point dire
toutes, sont, même de nos jours, plus ou moins défec-
tueuses.

Je ne pense pas que dans le fait observé par JAMIÉSON
il y ait eu *réellement Régénération du Gland*, et cela
par des raisons que m'ont suggérées les expressions
mêmes dont s'est servi cet Auteur :

1° D'abord, je trouve que la description de l'organe
prétendu *régénéré* n'est pas assez détaillée ; elle est évidemment incomplète, et loin de donner l'idée de la formation d'un Gland analogue au *Gland normal ;*

2° La sensibilité excessive dont cette production char-
nue est devenue le siége, toutes les fois que des causti-
ques lui ont été appliqués, doit-elle suffire pour faire
penser que le tissu qui la formait était analogue au pa-
renchyme du Gland? Certainement non. On a vu, dans

tous les autres points du corps, des excroissances tout
aussi sensibles, que cependant on n'a jamais regardées
comme étant de même nature que l'extrémité du membre
viril.

Il résulte de tout ce qui précède, que la conclusion la
plus favorable à la Régénération du Gland, dans cette circonstance, se déduit principalement de ce que, deux ans
après l'amputation dans le corps de la Verge, le sujet put
opérer un coït parfait, évidemment *fécond*, et *s'accom-*
pagnant de toutes les circonstances de sensation insé-
parables de cet acte dans l'état normal. Jetons successivement un coup-d'œil sur chacun de ces considérants,
afin d'apprécier, à sa juste valeur, la conclusion qu'on a
cru pouvoir rigoureusement en déduire.

Comme on le voit, par l'histoire de ce cas pathologique, JAMIÉSON semblerait rapporter à la *Régénération*
du Gland :

1º La *sensation voluptueuse ;*

2º La *turgescence vénérienne* de l'organe ;

3º La *projection régulière de la liqueur séminale ;*

Et 4º la *fécondité*.

Or, on va voir, d'abord, que chacune de ces circonstances peut très-bien manquer, quoique le Gland soit
dans toute son intégrité matérielle ; et ensuite, que ces
facultés peuvent fort bien rester intactes, la *totalité du*
Gland, je dirai plus, la majeure partie de la Verge elle-
même ayant été amputée.

ı. 1º Tout comme il existe des Femmes fécondes, qui

néanmoins n'ont *jamais* éprouvé la *sensation volup-*
tueuse, compagne constante du rapprochement des sexes
dans l'état normal (1), de même il est des Hommes, bien

(1) On sait depuis long-temps que la conception peut
avoir lieu dans des circonstances où l'âme est momentanément dans l'impossibilité de percevoir des sensations.
Les faits attestant que des Femmes ont pu concevoir dans
un état d'*Ivresse profonde*, pendant une longue Asphyxie
Vraie ou *Mort Apparente*, pendant une attaque d'Hystérie,
d'Epilepsie (*), ou bien encore sous l'influence d'un fort
Narcotisme, sont généralement connus.

Mais ce qui est beaucoup moins commun, c'est que des
Femmes, en pleine santé, aient pu concevoir plusieurs
fois, sans que néanmoins elles aient *jamais éprouvé la*
moindre sensation voluptueuse pendant l'acte générateur.
M. LORDAT a été consulté par deux Dames qui se trouvaient
dans ce cas, aussi singulier que malheureux. Une des
deux était plus à plaindre encore que l'autre : elle avait
éprouvé la sensation vénérienne *une seule fois en sa vie*, *et*
ce n'avait été que dans un songe, dont elle avait conservé
le souvenir ! Aussi est-il bien reconnu que le défaut du
clitoris n'est point un obstacle à la conception.

D'un autre côté, la sensation vénérienne peut rester
absolument comme dans l'état normal, même après l'ablation de l'utérus.

Dans un Mémoire sur l'*ablation du Corps de la Matrice*
pratiquée à l'occasion du renversement de cet organe, qui a
été adressé au *Cercle-Médical* par M. LASSERRE neveu,

(*) Il m'a été communiqué confidentiellement un fait de ce genre bien
constaté et extrêmement curieux.

conformés, qui exécutent parfaitement le coït, à cela près, qu'ils n'éprouvent, pendant cet acte, aucune sensation agréable. M. LORDAT a été consulté par un Docteur en Médecine qui était une preuve de la vérité de cette assertion.

2° L'*Impuissance* a lieu plus d'une fois, même chez de jeunes sujets, sans qu'il soit possible d'en trouver la raison suffisante dans la condition matérielle du Gland, puisque cet organe peut très-bien n'être alors nullement altéré.

3° La *projection séminale* manque nécessairement chez les Eunuques, quoique leur Gland, resté dans l'état normal, soit susceptible d'éprouver la sensation voluptueuse spéciale, et que leur Verge elle-même puisse entrer dans une véritable érection (1).

d'Agen, l'Auteur s'exprime ainsi qu'il suit, en parlant de son opérée : « Dans la conversation confidentielle que »nous eûmes ensemble, je lui demandai si elle éprouvait »le même sentiment de volupté, lorsqu'elle se livrait aux »plaisirs du mariage ; et elle m'*affirma qu'elle n'y trouvait* »*aucune différence.* »

(1) Dans le *Traité des Eunuques,* etc., 1707, in-12, par M*** D*** (D'OLLINCAN, anagramme d'ANCILLON, véritable nom de l'Auteur), après avoir reconnu que les *lois civiles* (p. 138), *la religion catholique romaine* (p. 141), *la religion luthérienne* ou *la confession d'Augsbourg* (p. 145), et *la religion réformée* (p. 155), *ne permettent pas le mariage des Eunuques,* on examine néanmoins plusieurs *objections,* parmi lesquelles se trouvent les suivantes :

4° On sait bien enfin qu'un Homme peut être *stérile*, sans que la constitution du Gland ait été chez lui le moins du monde altérée : la déviation des canaux éjaculateurs, décrite et figurée par DE LA PEYRONIE et par PETIT, dans les *Mémoires de l'Académie Royale de Chirurgie* (1), en est une preuve des plus curieuses ; et la Stérilité qui suit quelquefois certaines opérations, telles que la Taille, est dans la même catégorie.

II. Quant à l'autre genre de preuves consistant à démontrer que toutes les facultés que nous venons d'examiner l'une après l'autre persistent, soit isolément, soit simultanément, non-seulement après l'ablation complète du Gland, mais même après celle de la presque totalité de la Verge, je puis en fournir un exemple à la fois évident et sans réplique, que j'ai été à portée de recueillir.

Le 16 avril 1818, je fus dans l'obligation d'amputer la Verge, *ras du pubis*, à un Homme de 60 ans, dont un Cancer, déterminé par une affection syphilitique, avait envahi le Gland et une bonne partie des corps caverneux.

« Chap. I. Que la défense de se marier ne doit point être »générale et commune à tous les Eunuques, parce qu'il y »en a qui sont capables de satisfaire aux désirs d'une »Femme (p. 158).

» Chap. III. Un Eunuque pouvant remplir tous les devoirs »du mariage, excepté ceux qui concernent la génération, »il peut le contracter, parce que *consensus non concubitus* »*matrimonium facit.* (p. 170.) »

(1) T. I, édit. in-4°, pp. de 425 à 439.

Croira-t-on que deux ans après (à l'âge de 62 ans), l'Homme dont s'agit m'ait assuré que, dans le rapprochement des sexes, l'érection du *tronçon de l'organe*, ou pour mieux dire de *ses racines*, la sensation voluptueuse, l'éjaculation, en un mot, toutes les circonstances de l'acte étaient absolument les mêmes, *quant à lui*, que dans l'état normal? C'est cependant l'aveu qu'il me fit devant dix Docteurs, en présence desquels je venais de discourir près d'une heure sur les *Maladies qui exigent l'Amputation de la Verge*, et auxquels j'avais cru devoir montrer la cicatrice enfoncée, tout-à-fait semblable à un second nombril, résultant de l'amputation du membre viril chez cet individu.

MM. Lordat, Rech, Bertin, Pourché, Jallaguier et Massau, entre autres, pourraient au besoin certifier tout ce que j'avance.

Oserait-on croire encore que l'intégrité normale de l'acte vénérien, chez le sujet dont parle Jamiéson, était une preuve convaincante de la *Régénération réelle du Gland* dans ce cas? Je ne le pense pas (1).

(1) Un peu trop persuadé peut-être que c'était de la présence et de l'intégrité du Gland que dépendait l'orgasme vénérien chez l'Homme, Fabre (*) paraît convaincu, mais à tort, selon moi, que, dans l'opération dont il s'agit, *on n'avait excisé que le prépuce*: la texture, la couleur et la consistance du Gland sont telles, que je ne penserais pas qu'il fût aussi facile de prendre cet organe pour ces chairs

(*) Mém. cité parmi ceux de l'Académie Royale de Chirurgie, T. IV, p. 95.

F

II. Les conclusions rigoureuses les plus naturelles de tout ce qui précède sont :

1° Que la *Régénération d'organes composés, commune chez les Animaux d'espèces inférieures*, est, avec raison, regardée jusqu'à ce jour comme n'ayant été *nullement démontrée pour l'Espèce Humaine* ;

2° Que par conséquent, pour bien connaître l'Homme, tant en ce qui concerne les *Régénérations* de tissus dont il est susceptible que sous tous ses autres rapports, il faut surtout l'étudier en lui-même ;

3° Que la Physiologie, qui, jointe à l'Anatomie, est la base de la Médecine, a elle-même besoin d'être dirigée par une bonne Philosophie, pour pouvoir être invoquée sans qu'il soit à craindre qu'elle n'induise en erreur ;

molles, baveuses, gélatiniformes, que l'on a coutume de déprimer par la pierre infernale, quand bien même mon sentiment, sur cet objet, n'eût point été renforcé encore par l'ensemble de la rédaction du Chirurgien d'Edimbourg.

L'Observation sur laquelle Fabre appuie son opinion me paraît une faible preuve en sa faveur. On devinera facilement dès-lors ce que je pense de M. Laugier, quand il s'exprime de la manière suivante : « Enfin, c'est par *erreur* »*grossière* qu'on a cru à la Reproduction du Gland, qu'on »*avait cru amputer, lorsqu'on n'avait fait que l'ablation du* »*prépuce tuméfié et saillant au-devant de cette partie* (*). » Il est prouvé pour moi que *l'amputation du Gland et d'une portion du corps caverneux a été faite, mais sans qu'il y ait eu ensuite aucune Régénération.*

(*) Dict de Méd. in-8°, 2ᵉ édit. (Cicatrisation), p. 557.

4° Qu'on ne saurait être considéré comme connaissant même médiocrement cette science, si l'on commettait les fautes graves consistant à rapporter à un organe déterminé une fonction restée dans toute son intégrité, quand cet organe aurait été enlevé, ou à regarder comme fonction d'un organe désigné celle qui aurait pu s'altérer ou même s'anéantir, sans que néanmoins l'organe auquel on l'aurait rapportée eût cessé d'être dans l'état normal le plus parfait (1) ;

5° Qu'il faut admettre nécessairement, chez l'Homme, l'existence d'un *Pouvoir Régénérateur* (2), que l'on dénommera autrement si bon semble, pourvu qu'on soit d'accord sur son existence ; mais qu'on doit aussi reconnaître que ce *Pouvoir*, cette *Force*, n'importe son nom, a des limites plus resserrées chez l'Homme que chez les autres Animaux ; et que, chez les derniers, ces limites sont d'autant plus écartées les unes des autres, que les espèces

(1) Voy. sur ce point : Lordat, *Conseils sur la manière d'étudier la Physiologie de l'Homme.* Montpellier 1813, in-8°, pp. de 79 à 95.

(2) Ce Pouvoir est, selon le Professeur Lordat, un des attributs de la *Puissance Economique.* Il appelle ainsi : « La cause admirable qui dispose dans le Système Vivant »les actes physiques et chimiques nécessaires pour la »conservation, la *préservation*, la destination et le *réta-* »*blissement* de l'Agrégat, sans l'intervention d'aucune »puissance intellectuelle (*). »

(*) Voy. *Ebauche du Plan d'un Traité complet de Physiologie Humaine.* Montpellier 1841, in-8°, pp. 50 et 51.

que l'on considère sont plus éloignées elles-mêmes du point où se trouve l'Homme dans l'échelle générale des êtres organisés ;

6º Que les faits les plus extraordinaires et les plus curieux, une fois bien constatés, doivent tous entrer et se classer parfaitement dans le cadre et dans le plan d'une bonne Doctrine.

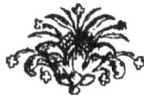

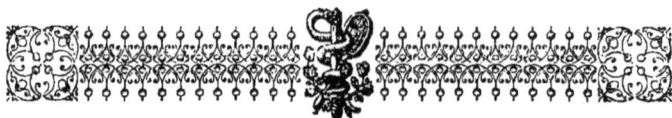

EXAMEN CRITIQUE

DU

RAPPORT

DE L'ACADÉMIE ROYALE DE MÉDECINE.

Depuis l'époque où ce travail a été communiqué à l'Académie Royale de Médecine, j'ai recueilli, dans mes lectures journalières, un grand nombre de faits publiés par des autorités graves, et qui n'ont servi qu'à corroborer, de plus en plus, les idées que je viens d'exposer, tant sur les *Régénérations des Parties Molles du Corps Humain* que sur les *Limites de son Pouvoir Régénérateur*.

Le Rapport fait à cette occasion par MM. Ribes, Breschet et Cruveilhier, Rapporteur, publié dans les *Bulletins de l'Académie Royale de Médecine* (1), aurait donc pu rigoureusement rester sans réplique ; je me suis cru, malgré cela, dans l'obligation d'en dire quelques mots en ce lieu, moins encore pour signaler et réfuter certains reproches peu mérités, que pour relever, dans l'intérêt bien entendu de la Science, des erreurs qui me

(1) T. I, pp. de 588 à 597.

paraissent un tant soit peu graves , et dans lesquelles j'avais vu , avec une véritable peine , que M. le Rapporteur n'avait pu s'empêcher de tomber.

Je suis sensible , comme je devais l'être , à l'honneur qu'a bien voulu me faire M. Cruveilhier quand il a dit (pag. 388) à propos de la *Régénération des Parties Molles* : « C'est cette théorie *surannée* , si souvent » *stigmatisée du sceau du ridicule* et qui *paraissait ne* » *devoir jamais plus reparaître sur la scène médicale* , » que M. Kühnholtz *se propose de réhabiliter....* »

Je répondrai à cela :

1º Que , *plus d'une fois* , des Corps Savants ont fini par adopter des idées qu'ils avaient d'abord *stigmatisées du sceau du ridicule* , uniquement parce qu'ils s'étaient trouvés alors *plus spécialement instruits* (*Emétique* , *Inoculation* , *Vaccine* , *Bâteaux-à-vapeur, etc.*);

2º Qu'on ne doit jamais balancer à *réhabiliter* une *théorie* , même *surannée* , quand l'observation , l'expérience et la raison ont appris qu'elle était *vraie ;*

3º Que , dans la *Philosophie Médicale de Montpellier* , les propositions fondamentales de la Science , ne subissant pas , comme ailleurs , le joug mais aussi les caprices de la Mode , ne peuvent par conséquent jamais être *surannées ;*

4º Que c'est précisément pour cela , qu'à Montpellier, on préférera probablement long-temps encore le *Vitalisme Hippocratique* , quelque *vieux* qu'il soit , déduction rigoureuse du plus grand nombre des faits connus , à l'*Organicisme Pur* , tout *jeune* qu'il est , conception *à priori*, torturant la plupart des faits médicaux pour les rapetisser jusqu'à sa taille et les façonner à ses idées ;

5° Enfin, que si, dans quelques-unes de mes propositions qui *se lient toujours suffisamment à l'objet de mon Mémoire pour tout Lecteur convenablement attentif*, j'ai eu, aux yeux de M. Cruveilhier, le tort grave de faire un peu de *Philosophie Médicale*, parce que « Dis-» ciple assidu de M. Lordat, *je n'ai pu échapper à cette* » *préoccupation de l'humaine faiblesse qui fait inter-* » *venir dans toutes nos œuvres le sujet de nos travaux* » *habituels* (1).... ; » je m'en félicite, me sentant même plein de reconnaissance pour M. le Rapporteur qui l'a si judicieusement reconnu.

J'ajouterai que, dans cette occasion, au lieu de m'être occupé de *Philosophie Médicale* par *habitude*, et pour ainsi dire *malgré moi*, circonstances *atténuantes* qui me rendraient moins répréhensible, j'ai aggravé considérablement ma faute : j'ai travaillé à cette œuvre *avec préméditation !*....

Je dirai même plus : espérant que peut-être ainsi l'aveu complet de mes fautes les rendra plus pardonnables, j'ai osé penser (mal à propos sans doute) qu'on devait s'occuper de *Philosophie Médicale*, toutes les fois que l'occasion s'en présentait, à Montpellier, vu que depuis long-temps, et plus à notre époque qu'à toute autre, on s'en mêlait si peu, et souvent d'une manière

(1) Bulletin de l'Acad. Roy. de Méd., T. I. Paris 1856, Rapport cité, pag. 390.

assez peu digne d'éloge, presque partout ailleurs.... Voilà
tous mes torts en ce qui touche la *Philosophie Médicale*.

Venons-en maintenant aux détails du Rapport.

Quoi qu'en dise M. CRUVEILHIER (1), la première phrase
de mon Mémoire, c'est-à-dire, la Définition que je donne
du mot *Régénération*, est si claire, qu'il est très-difficile,
peut-être même impossible qu'elle le soit davantage.

Une vraie *Régénération* est donc, selon moi, la *production d'un organe nouveau, sinon identique avec
l'organe perdu, du moins fort analogue à cet organe.*

Si M. CRUVEILHIER n'avait pas perdu de vue le *titre* de
mon Mémoire où il est question des *Parties Molles* du
Corps Humain, c'est-à-dire de tout ce qui est *autre que
les Fibro-Cartilages, les Cartilages, les Os et l'Email
des Dents;* si surtout il n'avait pas oublié précisément
l'*extrême clarté de ma Définition*, il ne m'aurait certainement pas accusé de donner divers sens au mot *Régénération.*

Il ne se serait point adressé cette question : « Est - ce
» une *véritable Régénération des Chairs* que la *formation*
» *d'un Tissu Cutané Nouveau* dans les plaies avec perte
» de substance (2)..... ? » puisque par cela seul que ce
Tissu est *Nouveau* et *doué de qualités analogues à celles
du Tissu perdu qu'il remplace*, ainsi que M. CRUVEILHIER
le reconnaît lui-même, il constitue, d'après la Définition
donnée, une *véritable Régénération*.

(1) Rapport cité, pag. 591.
(2) Rapport cité, pag. 590.

M. CRUVEILHIER ne se serait point écrié non plus immédiatement après, dans la même page : « *Qui a jamais*
» *nié* que la guérison des plaies avec perte de substance
» ne se fasse à l'aide d'un *Tissu Cutané Nouveau....?* »
puisque FABRE, QUESNAY, BEZOÊT et LOUIS ont soutenu
précisément le contraire, et que, depuis cette époque, la
grande majorité des Auteurs avait adopté leur sentiment (1).

Si l'on doutait que les idées de M. CRUVEILHIER fussent
absolument conformes aux miennes, *au moins dans*
cette partie du Rapport, un passage de la page 391 en
fournirait une preuve évidente : « *Rejeter la formation*
» *d'un Tissu Cutané Nouveau*, dit-il, *remplissant jusqu'à*
» *un certain point les fonctions de la Peau détruite, c'eût*
» *été nier l'évidence....* » Et je ne soutiens précisément
pas autre chose que cela !

Notez bien seulement que si M. CRUVEILHIER veut dire
par là, qu'*absolument toujours* les cicatrices de la Peau
sont des Tissus Nouveaux, *dans leur totalité*, il se trompe ;
mais j'ose penser que nous sommes encore du même
sentiment sur ce dernier point.

(1) Voy. Mém. de l'Acad. Roy. de Chir., in-4°, T. IV,
pp. 74 et suiv. — L'écrit de FABRE intitulé : *Mémoire où*
l'on prouve qu'il ne se fait point de RÉGÉNÉRATION DES CHAIRS
dans les plaies et les ulcères avec perte de substance, commence ainsi : « TOUS LES AUTEURS ont pensé que la guérison
» des plaies et des ulcères avec perte de substance s'opé-
» rait par une *Régénération de Chairs*, pour réparer en quel-
» que manière la substance détruite, et fournir la matière
» de la cicatrice. »

D'après tout cela , il est donc de la dernière évidence qu'à cette question : *La Régénération de la Peau est-elle réelle dans certains cas ?* M. Cruveilhier et moi nous répondons , au fond , également par l'affirmative.....

Mais que devient alors la critique de M. le Rapporteur, puisqu'il adopte , comme moi , cette théorie qu'il a dite (pag. 388) *surannée* et *si souvent stigmatisée du sceau du ridicule !*....

Quoi qu'en dise M. Cruveilhier (pag. 391), les *Cicatrices* dans les *Tissus Cutanés*, *Tendineux* et surtout *Nerveux*, au lieu d'être *uniformes*, *identiques*, sont *fort différentes* : ce fait est presque généralement connu. Il n'est pas douteux , aujourd'hui , qu'à la suite des sections sous-cutanées de Tendons, analogues à celles que M. J. Guérin opère , ce semble, avec autant de bonheur que d'audace , il ne s'engendre , entre les segments , une *véritable substance tendineuse , fort différente des Cicatrices de la Peau et des Nerfs.*

Après quelques jeux de mots sans portée sur les expressions *Parties Molles*, *Tissu Musculaire*, *Chairs*, et trop peu importants d'ailleurs pour qu'il faille s'en occuper ici , j'ai vu avec satisfaction M. Cruveilhier s'exprimer (pag. 392) de la manière suivante : « Ainsi, » en dernière analyse, pour M. Kühnholtz, la *Régéné-* »*ration de la Peau* c'est *un Tissu Nouveau* qui *se forme* »*de toutes pièces :* or, si c'est à cette proposition que » M. Kühnholtz réduit la *Régénération des Chairs, tout* » *le monde sera de son avis.* »

Cette phrase de M. Cruveilhier contient un aveu re-
marquable, dont il est bon de prendre acte : c'est que,
selon lui, et *peut-être malgré lui*, la *théorie* qu'il avait
signalée comme *surannée* et *si souvent stigmatisée du
sceau du ridicule*, et que M. Kühnholtz *se proposait de
réhabiliter, au moins en partie* (pag. 388), est *très-
satisfaisante*, et doit avoir l'*assentiment général en tant
qu'elle s'applique aux Cicatrices de la Peau !*.....

Je ferai trois réflexions à cette occasion :

1° D'abord, cette concession de M. Cruveilhier le met
en contradiction avec lui-même sur *le nœud* ou *le point
le plus important de la question*, ce qui fait entièrement
crouler sa critique ;

2° Il n'est pas exact de dire que je restreins la *Régénération* des *Chairs* ou des *Parties Molles*, seulement à
la *Régénération de la Peau*, puisque mes Lecteurs, un
tant soit peu attentifs, ont vu évidemment le contraire ;

3° Qu'enfin, même dans la supposition que fait M.
Cruveilhier, *tout le monde ne serait pas de mon avis*,
puisque Fabre, Quesnay, Bezoët et Louis, ainsi que tous
leurs partisans, seraient d'un avis contraire ; et que
M. Cruveilhier lui-même était de leur sentiment, *au
moins au commencement de son Rapport*.

Je ne suis, du reste, nullement disposé à adopter les
idées de M. Cruveilhier, concernant la *reproduction des
Ongles* et de *l'Epiderme*. Non-seulement je crois *devoir
faire entrer* cette reproduction *en ligne de compte dans
la question actuelle*, mais encore je suis convaincu qu'il

se trompe quand il avance, comme il le fait (p. 392),
que « les Onglès et l'Epiderme sont *évidemment des pro-
» duits inorganiques de sécrétion.* » La liberté d'énoncer
une pareille proposition doit être laissée aux Naturalistes,
aux Physiciens, aux Chimistes ou aux Gens du Monde,
qui, pour distinguer passablement les corps des règnes
organique et inorganique les uns d'avec les autres, s'arro-
gent le droit de régenter, sous leur bon plaisir, la Science
de l'Homme Sain et Malade : mais un Médecin est im-
pardonnable s'il prend exemple sur eux.

Moins absorbé par sa nombreuse clientèle, M. Cruveilhier se serait certainement aperçu qu'en s'exprimant
comme il vient de le faire, il énonçait une grande erreur.
Il a probablement oublié, en effet, que l'Ongle et l'Epiderme ont leurs fonctions vitales, leur développement
régulier, leur restauration et *Régénération* dans certains
cas ; leurs maladies, même héréditaires ; leurs altérations
de tissus, etc. L'ancienne Académie Royale des Sciences
a enregistré un fait de *Carnification d'un Ongle*, ce qui,
aux yeux d'un Organicien surtout, serait tout-à-fait
impossible.

M. le Rapporteur regarde certainement aussi les Cheveux comme des *productions inorganiques*, mais il n'en
a rien dit ici : il est infiniment probable que cette omis-
sion est moins l'effet d'un véritable oubli que d'un acte
de prudence.

« . . . . . Jusqu'à ce que l'Auteur ait expliqué », dit
ensuite M. Cruveilhier (pag. 392 et 393), « dans quelles

» circonstances se fait la Régénération de la *Muqueuse*
» *urétrale* , et dans quelle autre circonstance elle ne se fait
» pas , les *partisans de la Cautérisation continueront*
» *à la pratiquer s'ils s'en trouvent bien;* car ils pourront
» croire qu'ils seront assez heureux pour rencontrer des
» cas où la Régénération de la Muqueuse aura lieu. »

Je répondrai à cette réflexion de M. Cruveilhier par
quelques mots extraits d'un Rapport lu à notre Société de
Médecine-Pratique sur un Mémoire de M. Dupierris (1) :
ce passage motive la préférence que , d'après les vues de
l'Auteur, on doit donner à la *Scarification* de l'Urètre
combinée avec la Dilatation , sur la *Cautérisation* de ce
canal.

« Le mode de traitement des Coarctations de l'Urètre ,
» tel que l'a conçu M. Dupierris » , ai-je dit dans mon
Rapport, « nous paraît devoir ses avantages à ce que le
» contact des bougies de gomme élastique avec tous les
» points saignants des parties qui ont été *nettement divi-*
» *sées par l'instrument tranchant* , donne lieu à une
» Cicatrisation accompagnée d'une *Production de Tissus*
» *Nouveaux* (2), *beaucoup plus abondante qu'elle ne l'est*
» *par la Cautérisation.* Cette dernière circonstance ex-

(1) Mémoire sur les Rétrécissements Organiques du Canal
de l'Urètre et sur l'emploi de nouveaux instruments de
Scarification , pour obtenir la cure de la maladie ; avec un
appendice sur le traitement des Rétrécissements par la
Mallaxation. Paris , 1840, in-8° fig.

(2) On peut dire qu'en cela M. Dupierris n'a fait que se

» pliquerait pourquoi , à la suite de la manière de scarifier
» dont il s'agit , on voit *l'état normal de l'Urètre se réta-*
» *blir ;* tandis qu'après les Cautérisations, la Cicatrice ,
» presque sans Régénération, épaissit les points de l'Urètre
» cautérisés , bride les parties voisines par les détirements
» qu'elle ne cesse d'exercer sur elles , et devient souvent
» une cause de Rétrécissements-Consécutifs. »

Quant aux Partisans de la Cautérisation dans ce cas ,
ils la pratiqueront sans doute tant que bon leur semblera ,
s'ils s'en trouvent bien ; mais il serait souverainement
injuste d'imposer l'obligation de la pratiquer à ses Anta-
gonistes , *s'ils s'en trouvent mal.*

Pour ce qui est de la Régénération des Nerfs , quoi
qu'en dise M. Cruveilhier , elle n'est pas plus douteuse
que celle du Tissu-Cellulaire et des Vaisseaux Sanguins :
je pense donc que M. le Rapporteur est complétement
dans l'erreur quand il avance (p. 394) « que *l'Elément*
» *Nerveux ne se reproduit jamais.* »

Je terminerai ces Réflexions sur le Rapport de M. Cruveilhier , par une citation de ce même Rapport attestant
que son Auteur est , malgré lui , de mon sentiment sur le
point essentiel de la question , bien plus qu'il ne croyait
l'être. « Restera maintenant à débattre, dit-il (p. 394) ,

conformer aux idées générales énoncées par Celse peut-
être le premier (*).

(*) *Voy.* Celse, Liv. vii, Chap. ix. Cet Auteur dit à l'occasion des restaurations
de la face : « ..... On mettra de la charpie entre les bords des incisions inté-
» rieures , en forme de croissant , pour les tenir séparées , et *afin qu'il pousse*
» *entre deux des chairs qui les remplissent.* » — *Voy.* aussi Livr. vii, Chap. xx et xxv.

» la grande question de savoir si ces *Tissus Nouveaux*
» sont le résultat de l'*extension* ou de la *transformation*
» *des tissus préexistants*, ou si, COMME TOUT PORTE A LE
» CROIRE, ILS SONT LE RÉSULTAT D'UNE CRÉATION NOU-
» VELLE, d'une Pseudo-Membrane organisée....! »

Il résulte clairement des Réflexions précédentes, que la
partie critique du Rapport, fait au nom de MM. RIBES,
BRESCHET et CRUVEILHIER, Rapporteur, se réduit au fond
à presque rien ; j'ose être persuadé que M. CRUVEILHIER
ne voudrait plus soutenir aujourd'hui la plupart des
propositions critiques qu'il n'a pas craint d'avancer il y a
cinq ans.

On ne sera donc plus étonné que j'aie publié aujour-
d'hui, *sans rien changer* dans ses idées fondamentales,
un Mémoire composé, rédigé et adressé à l'Académie
Royale de Médecine en 1836 : la composition et la rédaction de cet écrit n'eussent point été différentes, quand
bien même elles n'auraient été faites l'une et l'autre
qu'en 1841.

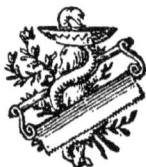

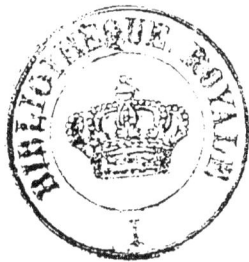

TABLE DES MATIÈRES.

AVANT-PROPOS.

G

CONSIDÉRATIONS GÉNÉRALES
sur les RÉGÉNÉRATIONS,
dont principalement
les PARTIES MOLLES DU CORPS HUMAIN
SONT SUSCEPTIBLES.

------

(83)

(1) C'est par inadvertance que cet article XII a été séparé de l'article VIII, auquel il aurait dû se rattacher. Du reste, ce qui concerne ici les *Membranes Muqueuses* se rapporte spécialement à la *Muqueuse Urétrale*.

——•——

CONSIDÉRATIONS GÉNÉRALES

sur les limites que semblerait ne devoir jamais dépasser

Le POUVOIR RÉGÉNÉRATEUR

dans les Rédintégrations du Corps Humain.

—

EXAMEN CRITIQUE
DU RAPPORT
DE L'ACADÉMIE ROYALE DE MÉDECINE.

Voyez depuis la page 69 jusqu'à la page 79.

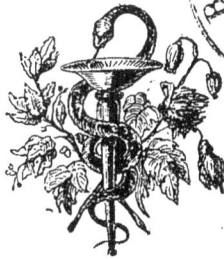

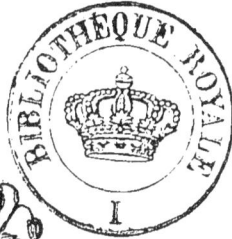

www.ingramcontent.com/pod-product-compliance
Lightning Source LLC
Chambersburg PA
CBHW071506200326
41519CB00019B/5888